모두(발달장애, 비장애)에게
진심으로 다가가는 性교육

모두에게 진심으로 다가가는 性교육

초판 1쇄 인쇄 | 2025년 05월 22일
지은이 | 송은주
펴낸이 | 이재욱(필명:이승훈)
펴낸곳 | 해드림출판사
주 소 | 서울 영등포구 경인로82길 3-4(문래동1가 39)
       센터플러스빌딩 1004호(07371)
전 화 | 02-2612-5552
팩 스 | 02-2688-5568
E-mail | jlee5059@hanmail.net

등록번호 제2013-000076
등록일자 2008년 9월 29일

ISBN 979-11-5634-632-6

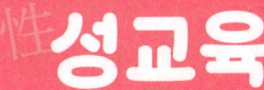

발달장애, 비장애

모두에게
진심으로 다가가는
性 **성교육**

송은주 지음

해드림출판사

서문

성교육, 더 깊이 다가가고 싶은 길

처음 여성가족부 사업으로 경력단절 여성을 대상으로 '아동성폭력예방강사' 과정을 통해서 성교육을 공부했을 때, 나는 아무런 지식이 없었고 성장 과정 중에서 단 한 번의 교육경험이 없었기 때문에 놀랍기도 하고 너무 몰라서 더 알고 싶다는 욕구가 있었지만, 이 길이 내 길이 될 것이라는 생각까지는 하지 못했었다. 단순히 지식을 전달하면 안 될 것 같다는 막연한 생각은 들었다. 많은 청소년(장애, 비장애)과 성인 발달장애인 당사자를 만나고, 그들의 고민과 질문을 들으며 점점 더 깨닫게 되었다. 성교육은 단순한 정보 전달이 아니라, 그들의 삶에 진심으로 다가가고 함께 고민하는 과정이라는 것을.

비장애 청소년과 발달장애 청소년을 대상으로 성교육과 성인권교육을 진행하며 가장 크게 느낀 점은 '서로 다르지만 같은 존재'라는 사실이었다. 누구나 사랑받고 싶어 하고, 자신의 감정을 건강하게 표현하고 싶어 한다. 그러나 성에 대한 교육은 여전히 비장애 청소년들에게는 시간이 충분하게 주어지지 않고 있으며

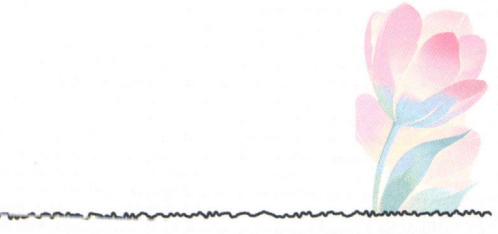

  폭력 예방을 위한 정보와 그 상황을 위한 이슈만을 다루고 전달되는 경우가 많아서 학교 현장에서 학생들에게 꼭 필요한 교육을 전달하기 어렵고 학생들 또한 학교 성교육을 자신들의 기대치와는 다른 보편적인 수준이라고 이야기하는 한계를 가지고 있다. 발달장애 청소년들 또한 자신의 신체 변화나 감정에 대해 이해할 기회조차 충분하지 않은 경우가 많다. 그들에게 성교육이란 단순한 성 지식이 아니라, 자신의 몸과 감정을 알고 타인을 존중하는 법을 배우는 과정이다.

  나는 여성가족부 장애아동 청소년 성인권교육을 통해 '배움'이 단순히 가르치는 것이 아니라, 함께 성장하는 것임을 실감했다. 청소년들은 때때로 성에 대해 엉뚱한 궁금증을 던지기도 하고, 사회적 편견을 그대로 받아들이기도 한다. 그러나 그들과 진심으로 대화를 나누다 보면, 점차 스스로 생각하고 판단하는 힘을 길러 간다. 그 과정에서 나 역시 많은 것을 배우고 성장했다.

이제 나는 이 경험들을 책으로 엮어내려 한다. 교육 자료를 넘어, 실제 교육 현장에서 겪었던 고민과 변화의 순간들을 담아내고 싶다. 그리고 다양한 교육 방법과 접근 방식을 소개하며, 성교육이 더욱 진정성 있는 방향으로 나아갈 수 있도록 돕고 싶다.

이 책은 단순히 지식을 정리하는 것이 아니라, 내가 그동안 걸어온 길을 돌아보는 과정이기도 하다. 부족했던 점을 반성하고, 더 나은 교육을 위해 고민하는 계기가 될 것이다. 성교육은 완성된 지식이 아니라, 계속해서 변화하고 발전해야 하는 분야다. 그래서 나는 이 길 위에서 멈추지 않고 더 깊이 공부하고, 더 넓게 소통하며, 더 진심으로 다가가고 싶다.

성교육을 받는 청소년들이 자신의 몸과 마음을 소중히 여기고, 서로를 존중하는 태도를 배워가는 과정에서 나는 늘 곁에서 함께할 것이다. 그리고 이 책을 통해 성교육이 단순한 지식을 넘어, 삶을 살아가는 힘이 될 수 있음을 많은 사람과 나누고 싶다.

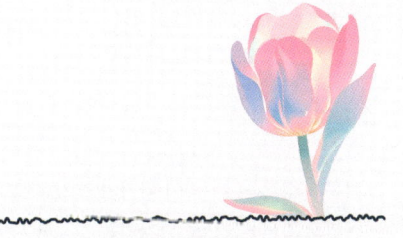

    성교육은 결국 '사람'에 대한 교육이다.
    나는 앞으로도 이 길 위에서 배우고, 진심으로 다가가서 가르치며, 함께 성장해 나갈 것이다.

목차

서문 - 성교육, 더 깊이 다가가고 싶은 길　　　4
에필로그 - 진심으로 다가가는 성교육,
　　　　　그리고 우리의 변화　　　　　　288

1장 성교육은 선택이 아니라 필수입니다
- 성교육이란 무엇인가요?　　　　　　　　　18
- 성교육의 목적은 무엇일까요?　　　　　　　18
- 성교육이 필요한 이유는?　　　　　　　　　19

2장 성, 나와 너 그리고 우리 이야기
- 성은 우리의 삶과 깊이 연결되어 있습니다　　26
- 우리가 성교육을 배우는 이유는
  자신의 권리를 알고 지키기 위해서입니다　　30
- 성에 대해 제대로 이해하는 것이
  나와 타인을 존중하는 첫걸음입니다　　　　32

3장 멋진 나를 알고 표현하기
- 신체의 변화와 자아 존중감　　　　　　　　38
- 내 몸을 사랑하는 첫걸음: 나의 몸 소중한 존재　39
- 발달장애 청소년과 성 이해의 차이　　　　　41
- 성을 긍정적으로 이해하는 법　　　　　　　41

4장 나의 탄생 이야기

- 임신과 출산 과정의 여정   50
- 생명의 시작, 정자와 난자의 아름다운 여정   56
- 나는 이미 사랑받는 존재로 이 세상에 왔어요   58

5장 성교육은 가족관계 안에서부터 시작됩니다

- 가족의 이해와 기대로부터 자녀는 성장합니다   62
- 건강한 가족도 갈등은 있습니다   64
- 가족 간에도 반드시 지켜야 하는 '경계'가 있습니다   65
- 건강하고 행복한 부모-자녀 대화법   67
- 부모가 자녀에게 성적 경계를 교육할 때 이렇게 실천하면 좋아요   72

6장 사춘기, 달라지는 나

- 사춘기 동안 우리의 몸은 이렇게 변화합니다   79
- 신체 변화는 자연스러운 과정임을 이해하고 받아들이는 법을 배웁니다   81
- 내 몸을 있는 그대로 사랑하고 존중해야 합니다   89
- 변화에 대한 고민, 어떻게 해결할까요?   92
- 건강한 생활 습관이 중요한 이유   93
- 실천하기 쉬운 건강 습관   93
- 건강한 습관을 지속하는 방법   94

7장 감정과 욕구, 나의 마음 알아가기

- 사춘기 감정의 변화는 내가 성장하고 있다는 신호입니다 99
- 사랑과 호기심,
  성적 욕구는 나의 일부임을 인정하고 건강하게 표현합니다 104
- 감정과 욕구를 관리하고 균형 있게 받아들이는 법을 배웁니다 106

8장 관계 속에서 나를 지키기

- 건강한 관계는 서로의 경계를 존중하는 데서 시작됩니다 111
- 동의의 중요성과 거절의 의미를
  정확히 이해하고 연습하도록 합니다 117
- 존중과 배려를 통해
  더 나은 관계를 만드는 방법을 생각해봅니다 118
- 인터넷 속 내 권리 125

9장 성, 건강, 반드시 알아야 할 기본

- 피임은 나와 타인의 건강을 지키는 가장 기본적인 방법입니다 130
- 성병은 예방할 수 있습니다
  예방 방법과 대처법을 알아봅니다 134
- 성 건강을 유지하기 위해
  우리가 생활 속에서 실천해야 할 것을 배웁니다 136

10장 디지털 시대의 성 윤리

- 디지털 성범죄의 증가 140
- 디지털 환경에서는
  나의 정보와 이미지를 지키는 것이 중요합니다 141
- 성적표현물은 현실을 왜곡시킬 수 있다는 점을 명심해야 합니다 142
- 온라인 공간에서도
  성 윤리를 지키는 방법을 배우고 실천해봅니다 144

11장 성평등과 차별 없는 세상
: 더 나은 세상을, 미래를 위하여

- 성평등은 남녀 모두에게 더 나은 세상을 만들어 줍니다   152
- 젠더 고정관념은 왜 문제가 되는지,
  어떻게 극복할 수 있는지 생각해 봅시다   156
- 성적 다양성을 이해하고 존중하는 자세가
  우리 사회를 더 풍요롭게 만듭니다   159

12장 성폭력, 예방하고 대처하기

- 성폭력은 나와 타인의 권리를 침해하는 행위입니다   166
- 성폭력을 예방하기 위해 우리가 할 일을 배워 봅시다   167
- 성폭력 피해를 입었을 때 안전하게 도움을 요청하는 방법   175

13장 함께하는 성교육

- 발달장애 부모님이 궁금해하는 성에 대한 질문과 답변   181
- 비장애 청소년 부모님이 궁금해하는 성에 대한 질문과 답변   184

14장 신체 명칭 이해의 중요성을 이해합니다

- 생식기의 기능과 역할을 배웁니다   189
- 신체 명칭을 정확히 알아야 하는 이유입니다   191
- 신체 명칭 교육이 자기 보호 향상에 미치는 영향   196

15장 부모가 성교육할 때 가장 많이 하는 실수가 있습니다

- 부모가 성교육을 진행할 때 이런 실수를 합니다   202
- 부모들이 발달장애 자녀의 성교육에서
  자주 볼 수 있는 실수입니다   206

16장 부모가 가정에서
성폭력 예방 교육을 실천하는 방법들을 알아봅니다

- 부모와 가정에서 할 수 있는
  성폭력 예방교육 8가지 방법을 알아봅니다 212
- 성폭력 예방교육, 아빠의 역할이 중요합니다 217
- 아빠가 자녀와 함께
  즐겁게 할 수 있는 성폭력 예방 놀이를 소개합니다 221

17장 사랑할 권리, 함께 살아갈 권리

- 초등학생의 이성 교제 존중해야 합니다 229
- 청소년 이성 교제 어른들이 바라보는 시각입니다 233
- 발달장애 청소년도 성교육 수업 중 '연애' 가장 관심 있어 합니다 238

18장 성인 발달장애인을 위한 성교육도 필요합니다

- 성교육의 필요성을 넘어서 권리로 보는 인식이 필요합니다 252
- 성인 발달장애인을 위한 성교육의 핵심 요소는 이것입니다 253
- 성교육의 현실적 어려움이 여전히 있습니다 259

19장 성인 발달장애인을 위한 피임 교육
: 올바른 선택과 건강한 성생활을 위한 가이드

- 피임 교육의 핵심 요소입니다 264
- 피임 교육 진행 시 고려해야 할 점이 있어요 267
- 건강한 성생활을 위한 추가 교육이 필요합니다 270

20장 성인 발달장애인의 연애와 결혼 교육 구성 방법

- 발달장애인에게는 이런 편견을 가집니다   277
- 연애와 결혼, 인간다운 삶을 위한 과정입니다   281
- 우리의 편견을 바꾸는 것이 시작입니다   281

부록

활동지 1 - 자기소개(남)	294
활동지 2 - 자기소개(여)	295
나를 표현하는 권리	296
감정표현 표정 그리기	297
활동지 3 - 선물 같은 나	298
활동지 4 - 나의 탄생일지	299
활동지 5 - 가족 안에서 관계 알기	300
활동지 6 - 감정 알아가기	302
활동지 7 - 사춘기 탐험	304
활동지 8 - 장난과 폭력 구분 체크리스트	308
활동지 9 - 성폭력예방스타그램	310
활동지 10 - 우리의 디지털 약속	311

1장

성교육은 선택이 아니라 필수입니다

우리는 살아가면서 수많은 교육을 받습니다. 언어를 배우고, 수학을 익히며, 사회에서 필요한 기술을 익히죠. 하지만 정작 '나'를 이해하고, '나'를 소중히 여기는 법을 배우는 교육은 얼마나 이루어지고 있을까요? 성교육은 단순히 성에 대한 정보를 전달하는 것이 아닙니다. 나 자신을 아끼고, 타인을 존중하며, 건강한 관계를 맺는 법을 배우는 과정입니다. 그렇기에 성교육은 선택이 아니라 반드시 필요한 교육입니다.

성에 대한 올바른 지식이 없다면 우리는 왜곡된 정보 속에서 길을 잃을 수밖에 없습니다. 특히, 인터넷과 미디어를 통해 너무 쉽게 성적인 정보에 노출되는 시대를 살아가는 청소년들에게 성교육은 더욱 중요합니다. 잘못된 정보는 오해를 낳고, 그 오해는 때로는 누군가를 상처를 입히는 행동으로 이어질 수도 있습니다. 반면, 올바른 성교육을 받은 사람은 자신의 몸과 감정을 존중하며, 타인의 경계를 이해하고 배려할 줄 압니다. 이는 단순한 지식이 아니라, 삶을 살아가는 데 필요한 태도와 가치관을 형성하는 과정입니다.

한 학생이 제게 이런 질문을 한 적이 있습니다.

"선생님, 성교육을 꼭 배워야 하나요? 저는 아직 연애도 안 하고 성에 관심도 없어요."

저는 그 학생에게 이렇게 말했습니다.

"우리가 한 번도 불이 나지 않았다고 해서 소방 교육이 필요 없을까요? 성교육도 마찬가지예요. 지금 당장 필요하지 않을 수도 있지만, 언젠가는 반드시 도움이 될 날이 와요. 그리고 성교육은 단순히 성에 대한 것이 아니라, 나를 소중히 여기고 타인을 존중하는 법을 배우는 과정이에요."

그 학생은 잠시 생각하더니 고개를 끄덕였습니다. 그리고 며칠 뒤, 수업이 끝난 후 저를 찾아와 이렇게 말했습니다.

"선생님, 성교육을 받고 나니 제 감정이 어떤 건지 조금은 알 것 같아요. 그리고 친구들이 저한테 함부로 말할 때 어떻게 이야기해야 할지 알겠어요."

이것이 성교육의 힘입니다. 누군가의 인생을 바꿀 수 있는 교육, 나 자신을 지키고 타인과 건강한 관계를 맺을 수 있도록 돕는 교육, 그래서 성교육은 선택이 아니라, 누구에게나 반드시 필요한 필수 교육입니다.

오늘 이 자리에서 함께 배우며, 서로의 이야기를 나누는 시간이 여러분의 삶에 작은 변화를 만들어가길 바랍니다. 성에 관해 이야기하는 것이 부끄러운 일이 아니라, 나를 이해하고 소중히 여기는 과정임을 느낄 수 있기를 바랍니다. 성교육은 누군가에게 가르침을 받는 것이 아니라, 우리가 함께 배우고 성장하는 과정입니다.

이제, 우리 함께 시작해볼까요?

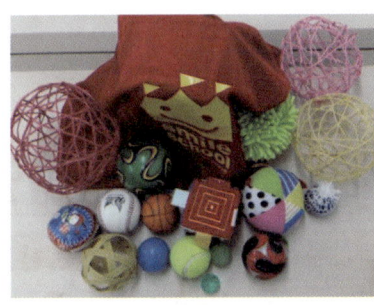

<성의 다양성>

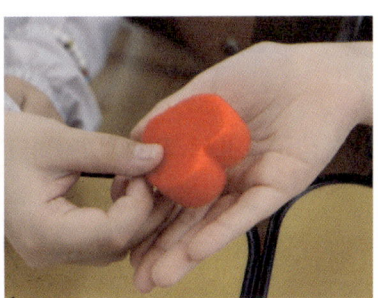

<사랑의 표현입니다>

1. 성교육이란 무엇인가요?

성교육은 자신과 타인의 몸, 감정, 관계를 이해하고 존중하는 방법을 배우는 과정입니다. 성은 단순한 생리적 기능뿐만 아니라, 감정과 인간관계에서 중요한 역할을 합니다. 성교육을 통해 건강하고 안전한 성적 태도와 행동을 익힐 수 있습니다.

- 성은 자연스러운 부분이며, 성교육은 이를 건강하게 이해하는 데 중요한 역할을 합니다.
- 성교육은 청소년(발달장애, 비장애)이 자신을 이해하고 타인을 존중하는데 필수적인 부분입니다.
- 성교육은 단순한 생리적 변화뿐만 아니라 감정적, 심리적 변화도 다루어야 합니다.

2. 성교육의 목적은 무엇일까요?

성교육의 주된 목적은 청소년(발달장애, 비장애) 성과 관련된 올바른 지식과 태도를 지니도록 돕는 것입니다. 성교육은 감정,

관계, 성적 자율성 등을 포함하여 자신과 타인에 대한 존중을 배울 기회를 제공합니다.
- 신체적 변화에 대한 이해와 준비
- 감정과 성적 욕구에 대한 인식
- 성적 자율성 및 동의의 중요성 이해

3. 성교육이 필요한 이유는?

성교육을 통해 청소년(발달장애, 비장애)은 자신의 신체와 감정, 성적 권리에 대해 잘 알게 되며, 이를 통해 건강한 성적 태도와 관계를 유지할 수 있습니다.
- 자아 존중감을 높이고, 올바른 성적 자율성을 배운다.
- 타인과의 존중 있는 관계를 유지할 수 있다.
- 성적 피해나 성폭력의 위험을 줄일 수 있다.

★ 성교육 : 성에 대한 전반적인 지식을 다루며, 신체 변화, 생식기 건강, 임신과 출산, 성적 관계, 성적 자기결정권, 성적 지향 및 성 정체성, 성문화 등을 포함합니다.

★ 성폭력 예방 교육 : 성폭력의 개념, 유형, 예방법, 피해 발생 시 대처 방법, 동의(consent)의 중요성, 법적 보호 제도 등을 교육합니다. 주로 성폭력 예방과 피해 지원을 중심으로 다룹니다.

★ 성 인권 교육 : 성교육과 성폭력 예방 교육을 포함하면서도, 보다 광범위한 차원에서 성과 인권을 연결하여 다룹니다. 성별, 성정체성, 성적 지향, 젠더폭력, 성적 자기결정권, 관계 속 권력 관계, 성평등, 성소수자 권리, 법과 정책, 사회문화적 영향 등을 포괄하는 교육입니다.

성교육은 신체 변화와 성에 대한 일반적인 지식을 중심으로 합니다.

성폭력 예방 교육은 폭력 방지와 대처 방법에 초점을 맞춥니다.

성 인권 교육은 성과 인권을 포괄적으로 연결하며, 성교육과 성폭력 예방 교육을 포함하는 더 넓은 개념입니다. 사회적으로 많이 사용하고 있어서 개념 이해를 돕도록 정리하였습니다.

성교육의 특징과 차이점

성교육은 인간의 성에 관한 폭넓은 이해를 돕고, 올바른 성적 가치관과 건강한 성적 행동을 형성하기 위한 교육입니다. 이는 신체적, 심리적, 정서적, 사회적 측면에서 성을 다루며, 생애주기에 걸쳐 성장을 지원하는 데 초점이 맞춰져 있습니다.

포괄적 내용 : 성교육은 단순히 생물학적 정보(생식기 구조, 월경, 정자 형성 등)를 전달하는 것을 넘어, 관계, 감정, 성적 건강, 성평등과 같은 다양한 주제를 포함합니다.

발달 단계에 맞춤 : 나이별로 적합한 내용이 제공되며, 예를 들어 초등학생에게는 몸의 변화와 자기 보호를, 청소년에게는 건

강한 성적 관계와 피임, 성병 예방 등을 교육합니다.

예방적 성격 : 성적 호기심에 대한 과학적 정보를 제공하여 잘못된 인식을 교정하고, 성범죄 예방에 기여합니다.

개방적 태도 강조 : 성에 대해 개방적으로 이야기하고, 질문과 토론을 통해 성에 대한 왜곡된 관념을 해소하는 데 초점이 맞춰집니다.

성교육은 성에 대한 기본 지식과 건강한 태도를 형성하는 데 중점을 둡니다. 성교육은 인권이나 폭력 예방과 같은 특정 문제에 초점을 맞추기보다는 성과 관련된 전반적인 이해를 돕는 포괄적 교육이라는 점에서 차별화됩니다.

성인권교육의 특징과 차이점

성 인권교육은 성과 관련된 인간의 기본적인 권리, 특히 성적 자기결정권, 성적 평등, 성적 다양성을 강조하는 교육입니다. 이는 성과 관련된 차별과 폭력을 예방하며, 개인의 권리를 보호하고 존중하는 문화를 확산시키는 데 중점을 둡니다.

성적 자기결정권 강조 : 개인이 자신의 성적 행동과 정체성을 스스로 결정할 수 있는 권리를 이해하고 존중합니다.

성평등 가치 확산 : 사회적 성(gender)과 생물학적 성(sex)의 차이를 이해시키고, 성별에 기반한 차별이나 불평등에 대한 문제를 다룹니다.

다양성 존중 : 성적 지향, 성별 정체성, 문화적 배경 등 다양한 성적 특성을 존중하며, 이를 사회적으로 받아들이는 태도를 기

릅니다.

사회적 책임 강조 : 성은 개인의 문제가 아니라 사회적 맥락 속에서 발생한다는 점을 교육하여, 건강한 성문화를 구축하는 데 기여합니다.

성인권교육은 개인의 권리와 사회적 책임을 강조한다는 점에서 성교육과 차별화됩니다. 성교육이 성에 대한 포괄적 이해를 다룬다면, 성인권교육은 권리와 책임의 관점에서 성적 다양성과 평등을 다루며 사회 구조적 문제를 해결하는 데 초점이 맞춰져 있습니다.

성폭력 예방 교육의 특징과 차이점

성폭력 예방 교육은 성폭력의 개념, 유형, 피해자 보호 및 예방 전략을 교육하여 성폭력 발생을 방지하고 피해자의 권리를 보호하는 데 중점을 둡니다.

명확한 목표 : 성폭력의 예방과 대처 방안을 명확히 제시하며, 성폭력 피해자의 권리 보호와 가해자 처벌의 중요성을 강조합니다.

구체적 사례 중심 : 성폭력의 정의, 유형(언어적, 신체적, 디지털 성범죄 등)과 관련된 실제 사례를 통해 교육 효과를 높입니다.

피해 예방 전략 : 경계존중(안전한 신체 거리), 의사소통 기술(거절의 표현), 상황 판단 능력을 키우는 데 초점이 맞춰져 있습니다.

가해 예방과 책임 강조 : 성폭력 가해 행동에 대한 윤리적, 법적 책임을 명확히 하고, 동의(consent)의 중요성을 교육합니다.

성폭력 예방 교육은 성폭력이라는 특정 문제에 초점을 맞추며, 예방과 대처를 위한 구체적인 행동 지침을 제공합니다. 성교육과 성인권교육이 보다 폭넓은 주제를 다루는 데 비해, 성폭력 예방 교육은 특정한 위험 상황을 예방하고 피해를 최소화하는 데 실질적인 목표를 두고 있다는 점에서 차별화됩니다.

세 가지 교육은 모두 성과 관련된 주제를 다루지만, 접근 방식과 초점은 서로 다릅니다. 성교육은 성에 대한 전반적인 이해를 돕고, 성인권교육은 권리와 책임을 중심으로 평등한 문화를 조성하며, 성폭력 예방 교육은 특정 위험 상황을 예방하고 대처하는 데 초점을 맞춥니다. 각각의 교육이 독립적으로 수행될 필요가 있지만, 상호보완적으로 결합될 때 더욱 효과적인 성문화를 구축할 수 있습니다.

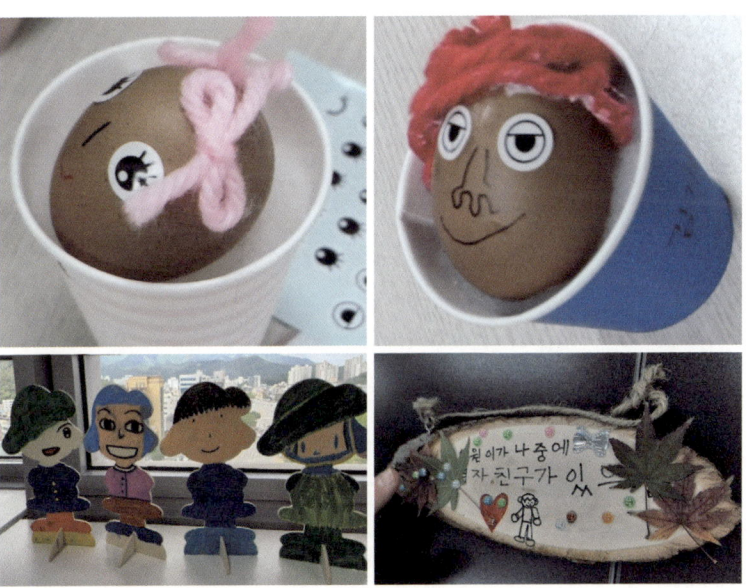

<생명, 사랑, 관계를 활동으로 배우기>

2장

성, 나와 너 그리고 우리 이야기

1. 성은 우리의 삶과 깊이 연결되어 있습니다

성(性)은 단순히 신체적인 차이나 본능으로 이해될 수 없습니다. 성은 우리가 태어난 순간부터 죽음에 이르기까지 우리의 삶과 긴밀히 연결된 중요한 요소입니다. 인간의 정체성, 관계, 그리고 사회적 역할은 모두 성과 밀접한 관련이 있습니다. 하지만 성을 이야기하는데 있어 우리는 종종 불편함을 느끼거나, 제대로 배우지 못해 인터넷에서 주는 정보에 의존하기도 합니다. 성이란 무엇이며, 왜 우리의 삶에 중요한지, 그리고 이를 이해하기 위해 어떤 시각이 필요한지를 이야기하려 합니다.

성은 우리의 정체성을 형성합니다

성은 우리가 누구인지를 정의하는 중요한 요소 중 하나입니다. 태어난 순간 우리는 '남성' 또는 '여성'이라는 성별을 부여받습니다. 하지만 성은 단순히 생물학적 차원에 머무르지 않습니다. 각 개인은 자신의 성 정체성을 가지고 있으며, 이는 자아를 형성하는 핵심적인 부분입니다. '나는 누구인가'라는 질문에 답을 찾는 과정에서 성은 중요한 축으로 작용합니다. 이를 통해 우리는 자신을 이해하고, 타인과의 관계를 형성하며, 사회적 위치를 찾아갑니다.

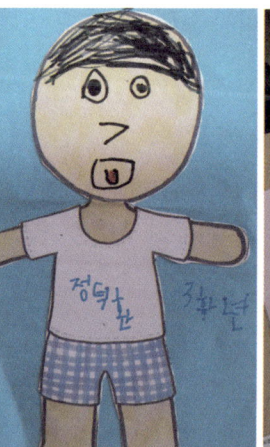 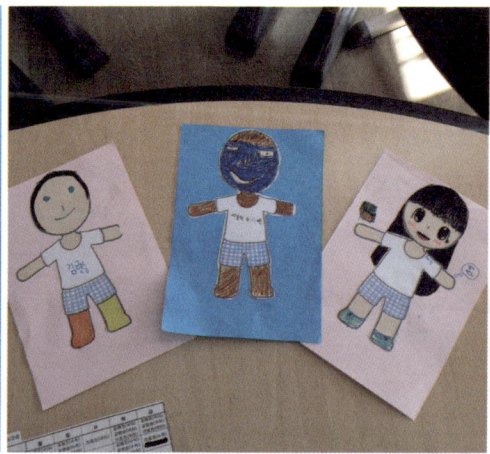 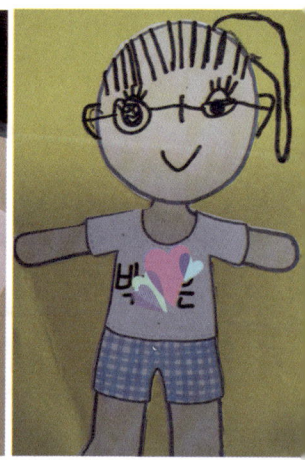

<나를 소개합니다>

성은 관계를 통해 실현됩니다

성은 개인의 문제에 그치지 않습니다. 성은 우리가 타인과 관계를 맺는 방식에 깊이 스며 있습니다. 가족, 친구, 연인, 동료와의 관계에서 성은 서로를 이해하고, 존중하며, 배려라는 근간이 됩니다. 특히 청소년기에는 이러한 갈등이 커집니다. 이 시기는 자신과 타인을 바라보는 시각이 변화하고, 이를 통해 성적 자아와 관계 맺는 방식을 배우는 중요한 시점입니다. 하지만 잘못 된 성교육이나 왜곡된 정보는 서로를 오해하게 만들고, 건강하지 못한 관계로 이어질 수 있습니다.

성에 대한 사회적 시선의 영향

우리 사회에서 성은 종종 금기시되거나 때로는 지나치게 소비적이고 왜곡된 방식으로 다루어지곤 합니다. 성을 단순히 즐거움이나 욕망으로만 한정 지어 이해하면, 본질적인 의미를 놓치게 됩니다. 성은 생명의 근원이자, 인간의 존엄성을 포함하는 문제입니다. 성에 대한 잘못된 고정관념은 차별과 편견을 낳고, 이는 다양한 사회적 갈등으로 이어질 수 있습니다. 따라서 성을 올바르게 이해하기 위해서는 개인적인 경험을 넘어, 사회와 문화 속에서 성이 어떻게 형성되고 작용하는지를 비판적으로 바라볼 필요가 있습니다.

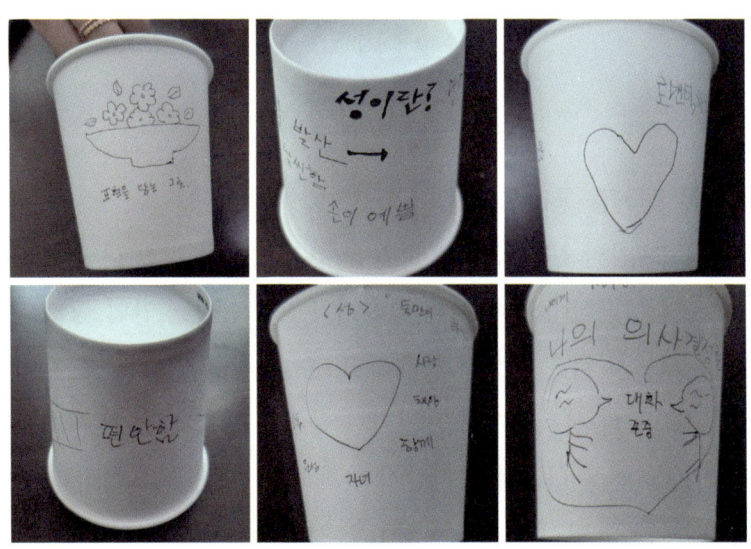

<성교육과정을 본 양육자가 생각하는 성을 그림으로 표현한 것 중 일부>

성, 우리 삶의 자연스러운 일부

성은 결코 멀리 있는 것이 아니라, 우리의 일상 속에서 늘 존재합니다. 우리가 느끼고, 생각하고, 관계를 맺는 모든 순간에 성은 자연스럽게 스며 있습니다. 성에 관한 이야기를 나누는 것은 더 이상 부끄럽거나 어려운 일이 아닙니다. 오히려 우리의 삶을 이해하고, 더 나은 관계를 형성하며, 건강하고 행복한 삶을 위해 반드시 필요한 과정입니다. 이제 우리는 성에 대해 조금 더 자유롭게 이야기할 준비를 해야 합니다. 성은 단순히 개인적인 문제나 신체적인 문제를 넘어, 우리의 정체성, 관계, 그리고 삶 전반을 아우르는 주제입니다. 성을 올바르게 이해하고, 서로를 존중하며, 건강한 삶을 만들어가기 위한 첫걸음을 내디뎌야 할 때입니다.

성교육 프로그램에 참석했던 분들이 처음에는 망설이다가 직접 그림으로 표현하시며 '내 안에 우리 안에 이런 생각들이 있었구나!'를 느끼시며 서로의 다양성을 인정하시며 마음을 여는 과정으로 시작하였습니다.

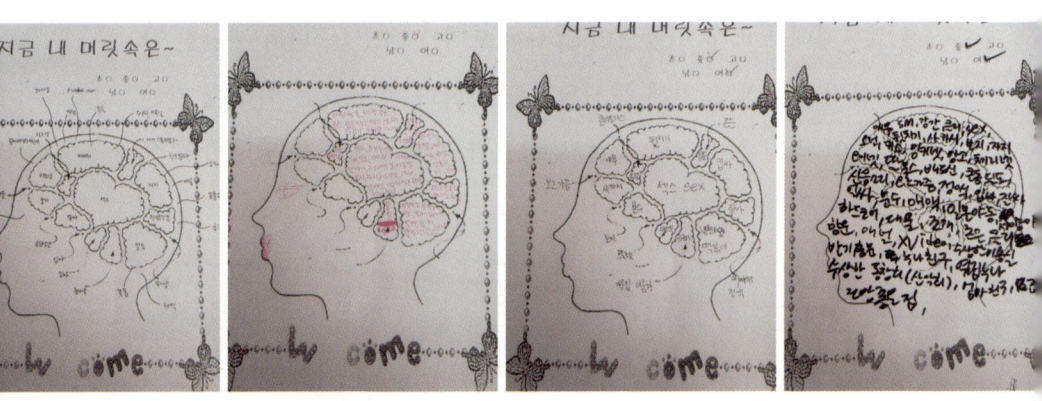

<성교육현장에서 만난 청소년들의 성에 관한 생각 중 일부>

2. 우리가 성교육을 배우는 이유는 자신의 권리를 알고 지키기 위해서입니다

성교육은 단순히 성에 대한 정보를 배우는 과정을 넘어, 자신의 권리를 알고 지킬 수 있는 힘을 기르는 중요한 과정입니다. 성교육은 단순히 피임법이나 생물학적 지식을 전달하는데 그치는 것이 아니라, 성에 대한 올바른 이해와 더불어 자신의 몸과 마음을 보호하고 타인의 권리도 존중하는 방법을 배우는 데, 목적이 있습니다. 특히 오늘날과 같은 복잡한 사회에서 성교육은 건강하고 안전한 삶을 위한 필수적인 지식이자 태도입니다.

성은 권리의 문제입니다

성은 단순히 개인적인 영역에 국한되지 않습니다. 성에는 우리의 삶과 권리가 깊이 연결되어 있습니다. 자신의 몸을 스스로 결정할 권리, 원치 않는 관계를 거부할 권리, 그리고 성적 자기결정권은 모두 인권의 중요한 부분입니다. 그러나 이러한 권리는 제대로 배우지 않으면 알수 없으며, 때로는 주변의 부단한 간섭이나 침해로 인해 무시되기도 합니다. 성교육은 이러한 기본적인 권리를 스스로 깨닫고, 필요한 상황에서 이를 당당히 주장할수 있는 힘을 길러줍니다.

성적 권리를 지키는 힘

성적 권리를 지키는 첫걸음은 자신의 몸과 마음에 대한 존중에서 시작됩니다. 성교육은 우리가 자신의 감정과 욕구를 이해하고, 이를 타인과 소통하며 건강하게 표현할 수 있도록 도와줍니다. 특히 청소년기에 성적 권리와 경계에 대해 배우는 것은 매우 중요합니다. 이 시기에 올바른 성교육을 받지 못한다면, 부당한 대우나 위험한 상황에 처했을 때 스스로 지키기가 어렵습니다. 또한, 성교육은 단지 자기 보호에 그치지 않고, 타인을 존중하는 태도를 배우는 데도 큰 역할을 합니다. 상대방의 동의를 중요시하고, 서로의 경계를 존중하는 방법을 익히는 것은 성적 권리를 지키는데 핵심적인 요소입니다. 이는 단순히 개인 간의 문제가 아니라, 폭력과 차별이 없는 건강한 사회를 만드는데 기여합니다.

성교육이 부족할 때의 위험성

성교육이 제대로 이루어지지 않을 경우, 우리는 자신의 권리를 보호하기 어려울 뿐 아니라, 타인의 권리를 침해할 가능성도 커집니다. 예를 들어 성적 동의의 중요성을 배우지 못한 사람은 무의식적으로 타인에게 피해를 줄 수 있습니다. 또한, 성범죄나 디지털 성범죄와 같은 문제에 노출될 위험도 커집니다.

성교육의 부재는 성에 대한 왜곡된 인식과 잘못된 정보를 확산시키는 주요 원인 중 하나입니다. 청소년들이 인터넷이나 미디어를 통해 접하는 성적정보는 종종 과장되거나 비현실적이며, 이는 성에 대한 불필요한 두려움과 왜곡된 기대를 낳을 수 있습니다. 이를 바로잡기 위해 성교육은 정확하고 신뢰할 수 있는 정보를 제공하며, 이를 바탕으로 현실적인 대처능력을 기르는데, 초점을 맞추어야 합니다.

성교육은 권리 교육입니다

우리가 성교육을 하는 이유는 단순히 성에 대해 배우기 위해서가 아니라, 자신의 권리를 깨닫고 지키는 방법을 배우기 위해서입니다. 성교육은 자신을 존중하고 타인의 배려하며, 성에 대한 건강한 태도를 길러주는 과정입니다. 이를 통해 우리는 안전하고 평등한 관계를 만들고, 폭력과 차별 없는 사회를 형성하는 데 기여할 수 있습니다. 결국, 성교육은 삶의 일부이며, 모두가 누려야 할 권리입니다. 우리의 권리를 지키고 더 나아가 타인의 권리를 존중할 줄 아는 성숙한 시민으로 성장하기 위해 성교육은 반드시 필요합니다. 이제 우리는 성교육은 단순한 학습이 아닌, 자신의 삶과 권리를 위한 중요한 도구로 인식해야 합니다. 성교육을 통해 우리는 더 나은 자신과 사회를 만들어갈 수 있습니다.

3. 성에 대해 제대로 이해하는 것이
   나와 타인을 존중하는 첫걸음입니다

성은 단순히 신체적 차이나 생물학적 본능으로만 이해될 수 없습니다. 성은 정체성, 관계, 그리고 사회적 상호작용에 깊이 뿌리내린 복합적인 주제입니다. 하지만 성에 대한 올바른 이해 없이 편견이나 왜곡된 정보를 기반으로 할 경우, 나와 타인에 대한 존중은 물론 건강한 관계 형성에도 큰 어려움을 겪게 됩니다. 성에 대해 제대로 이해하는 것은 나와 타인을 존중하고, 차별과 폭력 없는 사회를 만들어가는데 필수적인 첫걸음입니다.

성에 대한 이해와 중요성

성에 대해 제대로 이해하는 것은 자기 자신을 존중하는 태도에서 출발합니다. 자신의 몸, 감정, 성적 욕구를 제대로 이해하고 받아들이는 것은 자존감 형성에 중요한 역할을 합니다. 또한, 성에 대한 이해는 타인의 경계와 감정을 존중하는데도 핵심적인 요소입니다. 성적 동의의 개념, 경계 설정, 그리고 건강한 관계의 기준을 배우는 과정은 서로를 이해하고 존중하는 문화를 만드는 기초가 됩니다. 최근 사회에서는 성에 대한 논의가 더 이상 금기시되지 않고, 자연스러운 교육 일부로 자리 잡고 있습니다. 예를 들어, 북유럽 국가인 네덜란드는 성교육을 초등학교 저학년부터 시작합니다. 이 교육은 단순히 생물적 정보를 넘어, 자신의 감정을 인식하고 타인을 존중하는 방법을 배우는데, 중점을 둡니다. 이를 통해 네덜란드의 청소년들은 성에 대해 열린 태도를 가지며, 성적폭력 발생률 또한 낮은 것으로 평가받고 있습니다.

성에 대한 왜곡된 인식의 위험성

반면, 성에 대해 제대로 이해하지 못하면 다양한 문제가 발생할 수 있습니다. 대표적인 사례로 성에 대한 왜곡된 정보나 고정관념이 범죄로 이어지는 경우를 들 수 있습니다. 최근 외국 사례로 일본의 '디지털 성범죄' 문제가 있습니다. 성에 대한 이해와 동의의 중요성을 배우지 못한 청소년들이 온라인에서 타인의 사적인 이미지를 유포하거나 악용하는 사건이 반복적으로 이루어지고 있습니다. 이러한 문제는 성교육의 부재와 성에 대한 왜곡된 사회적 메시지가 원인으로 지목됩니다. 또 다른 사례로, 미국에서의 미투(MeToo) 운동은 성적 괴롭힘과 폭력의 심각성을 드러내며, 성에 대한 올바른 인식의 중요성을 환기시켰습니다. 이를 계기로 성교육은 단순한 피임법 교육에서 벗어나 성적 동의와 경계 설정, 성적폭력 예방으로 확대되었습니다.

성에 대한 이해는 존중의 출발입니다.

성에 대해 제대로 이해하는 것은 나와 타인을 존중하는 데 있어서 가장 기본적인 출발점입니다. 자신의 감정과 욕구를 존중하고, 타인의 경계와 권리를 인정하는 것은 건강한 관계와 사회를 만드는 핵심입니다. 성에 대한 이해는 단순히 개인적인 문제가 아니라, 사회적 상호작용의 질을 높이는 중요한 요소로 작용합니다. 앞으로 우리는 성에 대한 금기를 깨고, 올바르고 열린 태도로 성을 이야기할 수 있는 문화를 만들어가야 합니다. 성교육을 통해 나와 타인을 이해하고, 존중하며, 평등한 사회를 만드는데 기여할 수 있습니다. 이러한 변화는 개인의 성장뿐 아니라 모두가 더 안전하고 건강한 세상을 살아가는데 중요한 밑 걸음이 될 것입니다.

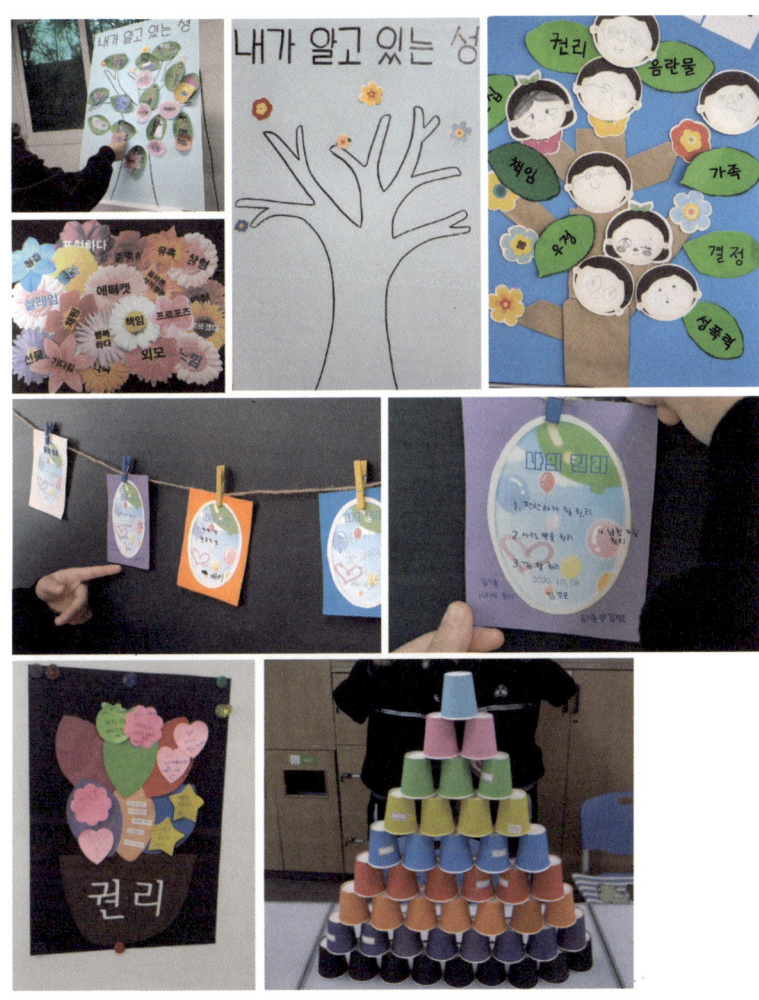

☆

1. 여러분이 생각하는 '성'이란 무엇인가요?

2. '성'에 대해 궁금하지만 물어보기 어려웠던 질문이 있나요?

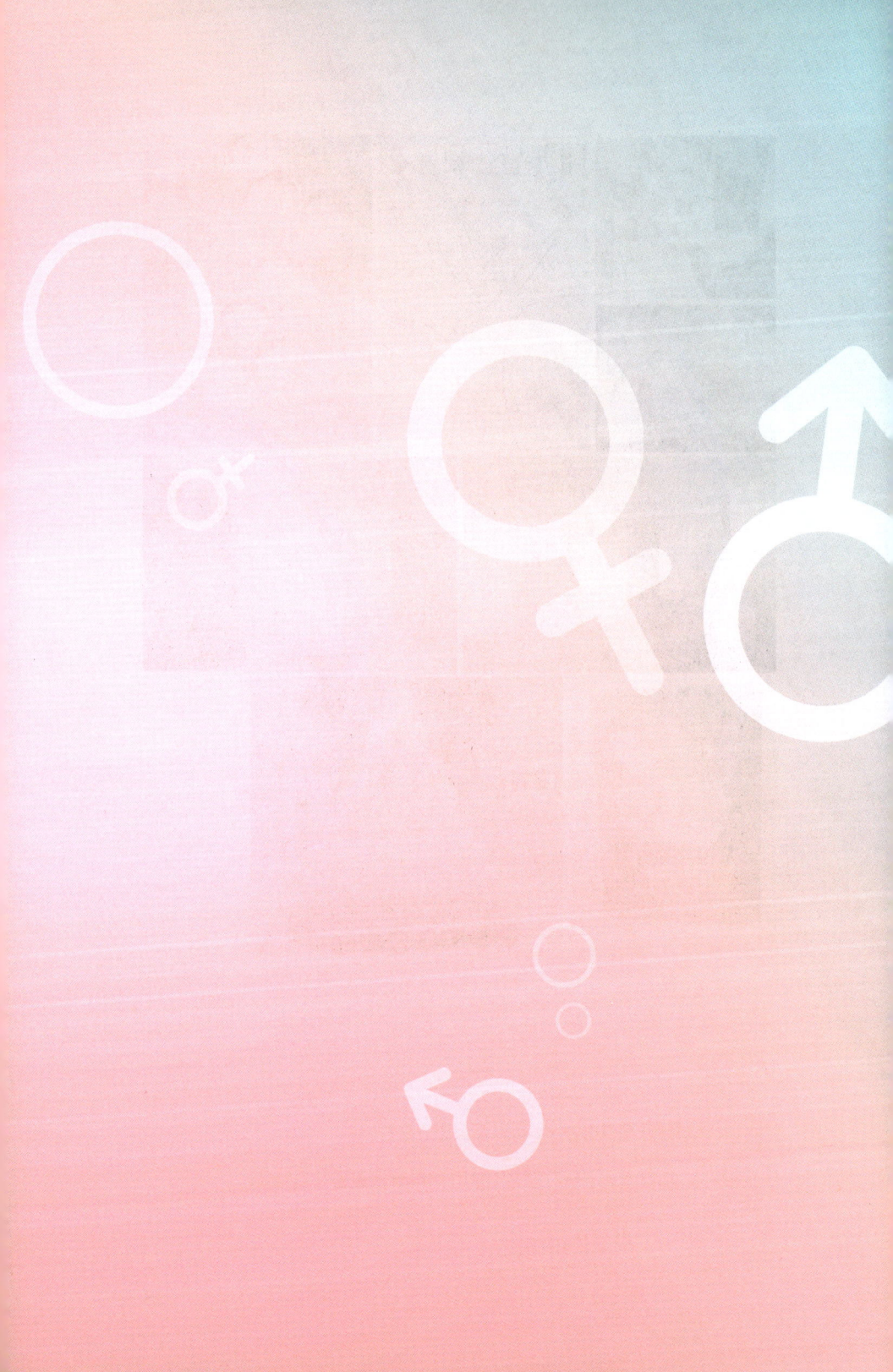

3장

멋진 나를 알고 표현하기

1. 신체의 변화와 자아 존중감

1) 신체 변화의 시작
  청소년은 성적 발달과 신체의 변화를 경험하게 됩니다. 이는 정상적인 과정이며, 이러한 변화에 대해 이해하는 것이 중요합니다. 성적인 발달은 신체적, 정서적 변화가 동시에 일어나는 과정입니다.
  · 호르몬의 변화로 인해 신체적, 감정적 변화를 겪게 됩니다.
  · 이러한 변화는 자신에 대한 인식을 변화시킬 수 있습니다.
  · 신체 변화는 자연스럽고, 개인에 따라 다를 수 있음을 이해합니다.

2) 성적 발달과 감정
  성적 발달은 신체 변화뿐만 아니라 감정의 변화도 포함됩니다. 발달장애청소년이 자신의 감정을 이해하고 표현할 수 있도록 돕는 것이 중요합니다.
  · 성적 욕구나 감정을 느낄 수 있습니다.
  · 이러한 감정을 다루는 방법을 배우는 것이 필요합니다.

- 자신의 감정을 표현하고 상대방의 감정을 존중하는 방법을 배웁니다.

3) 자아 존중감과 신체 이미지

자신의 신체에 대한 이해와 존중은 자아 존중감과 깊은 연관이 있습니다. 발달장애청소년이 자신의 신체를 존중하고 건강한 신체 이미지를 유지할 수 있도록 돕는 것이 중요합니다.
- 신체 변화에 대한 부정적인 감정을 다루는 방법을 배웁니다.
- 자신의 신체를 존중하고 긍정적인 이미지를 가지도록 돕습니다.
- 외모와 신체에 대한 사회적 기준을 이해하고 자신만의 아름다움을 인식합니다.

2. 내 몸을 사랑하는 첫걸음: 나의 몸 소중한 존재

1) 나의 몸은 특별해요

사람마다 얼굴, 키, 체형이 다 다르듯이, 각자의 몸은 모두 특별하고 소중한 존재입니다. 발달장애 청소년도 마찬가지로, 자신의 몸을 긍정적으로 받아들이고 소중하게 여기는 것이 중요합니다. 우리는 종종 다른 사람과 비교하면서 자신의 외모를 부정적으로 바라볼 때가 있습니다. 그러나 비교보다는 내 몸의 소중함을 알고 존중하는 것이 더 중요합니다.

자신의 몸을 사랑하는 방법에는 다양한 방식이 있습니다.
- 거울을 보며 '나는 소중한 존재야'라고 긍정적인 말을 해보기
- 나의 장점을 적어보고 이를 자주 떠올리기
- 몸을 건강하게 유지하기 위한 노력을 기울이기

2) 몸의 다양성을 이해하기

우리 사회에는 다양한 신체적 특성을 가진 사람들이 있습니다. 키가 큰 사람, 작은 사람, 몸이 마른 사람, 통통한 사람, 장애가 있는 사람, 없는 사람 등 모든 몸은 저마다 다릅니다. 그러나 어떤 몸이 더 낫고 덜하다는 기준은 없습니다.

발달장애 청소년들도 자신의 몸을 남과 비교하기보다는, 내 몸이 나만의 개성이자 장점임을 이해하는 것이 중요합니다. 또한, 다른 사람들의 몸을 존중하는 것도 중요한 태도입니다. 외모나 신체적 특징을 가지고 놀리거나 차별해서는 안 되며, 모두가 서로의 몸을 소중히 여겨야 합니다.

3) 내 몸을 존중하는 태도 기르기

내 몸을 함부로 대하지 않기 : 건강을 해치는 행동을 하지 않고 올바른 생활 습관을 기르기

다른 사람의 몸도 존중하기 : 외모로 다른 사람을 평가하지 않기

자신감을 갖기 : 나의 신체적 특징을 긍정적으로 받아들이기

3. 발달장애 청소년과 성 이해의 차이

발달장애를 가진 청소년들은 비장애 청소년들과 성을 이해하는 방식에서 차이를 보일 수 있습니다. 예를 들어, 어떤 학생은 성적 감정을 이해하는 데 시간이 더 걸릴 수도 있고, 신체 변화에 대해 스스로 인지하기 어려울 수도 있습니다. 또 어떤 학생은 자신의 감정을 표현하는 방법을 몰라서 부적절한 행동을 보일 수도 있습니다.

이럴 때 중요한 것은 성에 대한 정확한 정보를 제공하고, 자신의 감정을 건강하게 표현할 수 있도록 돕는 것입니다. 예를 들어, "좋아하는 감정이 생기는 것은 자연스러운 일이지만, 상대방이 원하지 않을 수도 있어"라는 식으로 구체적인 사례를 들어 설명하는 것이 효과적입니다. 또한, 경계를 설정하는 연습을 통해 타인과 건강한 관계를 형성할 수 있도록 도와야 합니다.

4. 성을 긍정적으로 이해하는 법

성에 대한 올바른 이해를 돕기 위해서는 먼저 자신의 몸과 감정을 긍정적으로 받아들이는 것이 중요합니다. 많은 청소년이 자신의 몸에 대해 불만을 품거나, 성적 감정을 부정적으로 바라보는 경우가 있습니다. 하지만 우리 몸은 누구나 다 다르며, 각자의 방식으로 성장하고 변화합니다.

성교육 시간에 한 학생이 말했습니다.

"전 제 몸이 마음에 안 들어요. 왜 이렇게 뚱뚱하고 키가 작은 걸까요?"

이러한 고민은 대부분 청소년이 경험하는 자연스러운 감정입니다. 하지만 중요한 것은 자신의 몸을 있는 그대로 받아들이고, 건강한 방식으로 돌보는 것입니다. 또한, 타인의 몸과 감정도 존중해야 합니다.

그래서 첫 시간에 자기소개를 그리며 자화상을 그리며 소중한 나를 먼저 만나고 스스로 그리며 이야기를 하고 발표를 했습니다.

긍정적인 신체상과 자기소개 활동

1. 프로그램 개요

프로그램명 : "나를 소개해요 : 내 몸과 마음을 사랑하는 시간"

대상 : 청소년 (발달장애 청소년 포함)

목표 : 자신의 신체를 긍정적으로 바라보는 태도를 기른다.
     자기 자신에 대해 탐색하고 자긍심을 높인다.
     타인 앞에서 자기소개하는 경험을 통해 자신감을 향상한다.

준비물 : 거울, A4 용지, 색연필 또는 사인펜, 활동지(얼굴 이미지)

2. 프로그램 진행 계획

3. 진행 시나리오

1) 도입 – "나는 어떤 사람일까요?"

진행자 : "여러분, 거울을 보면서 우리 자신을 한번 살펴볼까요? 우리 몸과 얼굴에는 모두 특별한 점이 있어요."

참가자 : 거울을 보며 자신의 얼굴과 신체를 살펴본 후, 좋아하는 부분을 떠올려본다.

진행자 : "내가 좋아하는 내 얼굴이 특징은 무엇인가요? 예를 들어 '내 눈이 반짝반짝 빛나는 것 같아', '내 미소가 멋져' 같은 점들을 생각해 볼까요?"

참가자 : 각자 자신의 좋아하는 점을 마음속으로 생각하거나 간단히 나눈다.

2) 활동 1 – "나를 표현해요" (자화상 그리기)
    얼굴 이미지 준비(눈, 코, 입을 완성하기)

진행자 : "이제 나를 표현하는 그림을 그려볼까요?" 얼굴에 눈, 코, 입을 완성한다.

3) 활동 2 – "나의 장점 찾기"

진행자 : 이제 내가 좋아하는 사람은? 음식은? 잘하는 것은? 꿈은? 행복할 때는?

참가자 : 활동지에 자신에 대해서 적는다.

4) 발표 – "나를 소개합니다"

진행자 : "이제 우리 각자 자기소개를 해볼까요? 이름과 함께 활동지에 적은 것을 이야기해요."

참가자 : 차례로 자기소개를 하며 자신에 대해 긍정적인 표현을 한다.

5) 마무리 – 긍정적인 신체상 다지기

진행자 : "여러분, 오늘 활동을 하면서 어떤 생각이 들었나요?"

참가자 : 활동 소감을 나눈다.

진행자 : "우리는 모두 특별하고 소중한 존재예요. 앞으로도 나의 좋은 점을 많이 찾아보면서 나를 더 사랑해 주세요!"

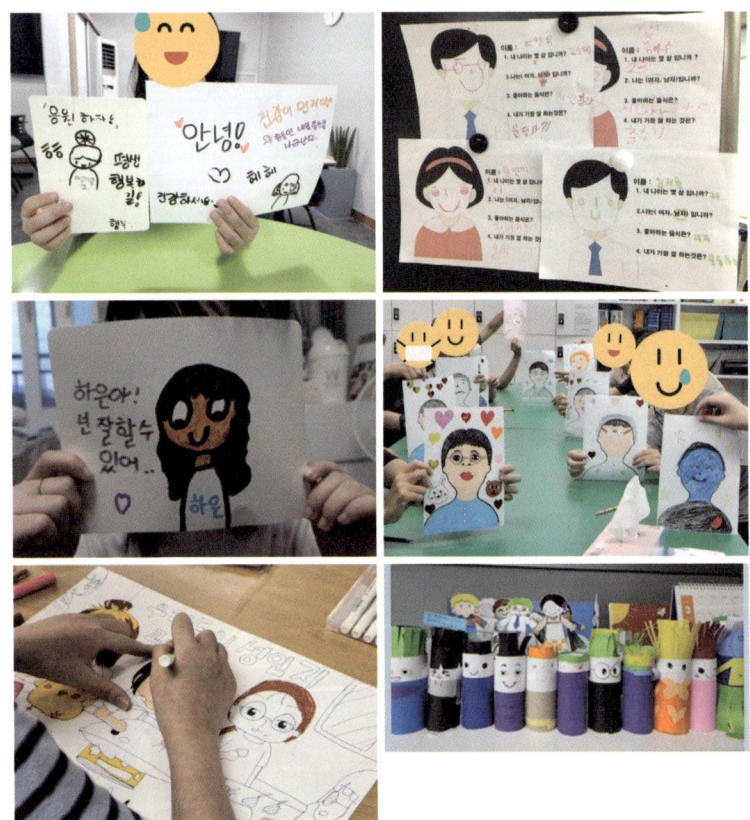

신체 이미지와 감정을 긍정적으로 바라보는 방법

신체 이미지와 감정을 긍정적으로 바라보는 것은 몸과 마음을 있는 그대로 받아들이고 사랑하는 데 중요한 첫걸음입니다. 이를 실천하기 위한 구체적인 방법과 사례를 소개하겠습니다.

거울 연습

많은 사람은 거울을 볼 때 자신의 외모에 대해 부정적으로 평가합니다. 그러나 매일 거울 앞에서 자신의 장점을 찾아 긍정적인 말을 건네는 연습을 해보세요. 예를 들어, "오늘 내 눈이 정말 맑아 보여" 또는 "내 몸은 건강하고 나를 지탱해줘서 고마워" 그리고, 코, 입, 손, 발까지 같은 말을 반복합니다. 이러한 작은 습관이 점차 자기 신체에 대한 긍정적 인식을 만들어 반짝반짝 빛나는 나를 만날 수 있습니다.

비교 멈추기

사회적 미디어와 광고는 완벽한 외모를 가진 사람들의 이미지를 반복적으로 보여줍니다.

이를 무조건적으로 받아들이기보다는, 자신만의 독특함과 가치를 인식하는 데 초점을 맞추어야 합니다. 예를 들어, SNS 사용 시간을 줄이고, 자신과 비슷한 신체 이미지를 가진 사람들의 긍정적인 이야기를 접하는 커뮤니티에 참여하면 비교에서 벗어나 자신의 아름다움을 인정할 수 있습니다.

몸과 친해지는 활동

신체 이미지를 긍정적으로 바라보기 위해서는 자신의 몸과 친해지는 활동을 해보세요. 예를 들어, 요가나 스트레칭 같은 활동은 몸의 움직임을 느끼며 자신을 돌보는 시간을 제공합니다. 한 여성이 요가를 시작한 후 자신의 신체 능력에 감탄하여 몸에 대한 인식이 긍정적으로 변했다는 사례도 있습니다, 그녀는 "내 몸이 내가 생각했던 것보다 훨씬 강하고 유연하다는 것을 알게 되었다"라고 말했습니다.

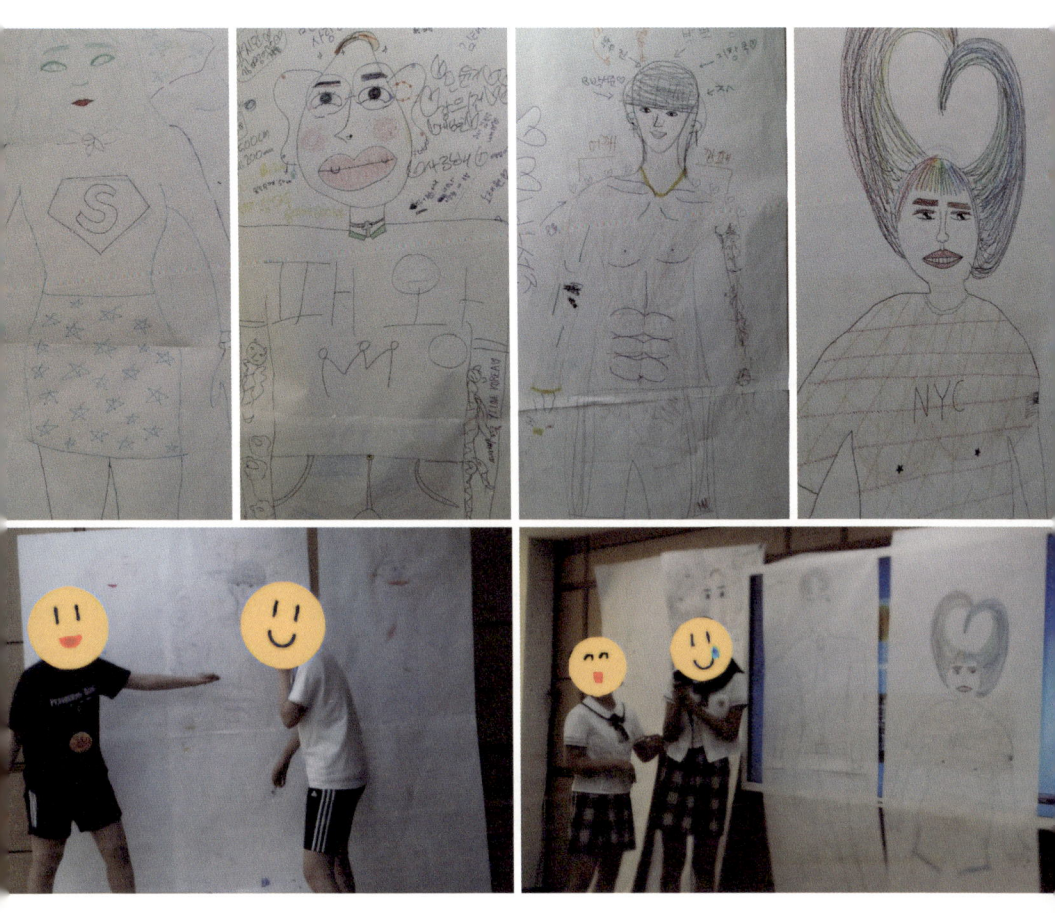

☆
1. 나의 가장 매력 포인트는?
2. '나'에게 "너는 진짜 멋있어."라고 이야기해주세요.

4장

나의 탄생 이야기

1. 임신과 출산 과정의 여정

인간의 생명은 기적과도 같은 과정을 거쳐 세상에 태어납니다. 이 과정은 단순한 생물학적 변화가 아니라, 부모의 사랑과 보호 속에서 이루어지는 성장의 여정입니다. 나 역시 이러한 신비로운 과정을 거쳐 세상에 태어났습니다. 내 생명이 시작된 순간부터 출산에 이르기까지, 임신 10개월 동안 어떤 변화가 일어났는지 자세히 알아보아요.

1) 생명의 시작 : 수정과 착상

나의 탄생은 부모님의 사랑 속에서 시작되었습니다. 아빠의 정자와 엄마의 난자가 만나 수정이 이루어지고, 새로운 생명이 시작되었습니다. 수정란은 엄마의 포궁(자궁)으로 이동하며 세포 분열을 계속하면서 성장합니다.

수정 후 약 6~7일이 지나면 배반포는 자궁 내막에 착상합니다. 착상은 임신이 본격적으로 시작되는 중요한 과정으로, 이 시점부터 태아는 엄마의 자궁에서 영양을 공급받고 성장할 준비를 합니다.

2) 첫째 달(임신 1개월, 1~4주) - 생명의 첫걸음

임신 초기에는 엄마도 아직 임신 사실을 모르는 경우가 많습니다. 하지만 이 시기에는 이미 중요한 변화가 일어나고 있습니다. 수정란이 착상한 후 태아는 빠르게 성장하며 신경관, 심장, 척추 등의 초기 구조가 형성됩니다.

주요 발달 과정
- 신경관이 형성되며 뇌와 척수의 기초가 만들어짐
- 심장이 원시적인 형태로 형성되기 시작
- 엄마의 몸에서는 hCG(인간 융모성 생식선 자극 호르몬)가 분비되어 임신을 유지함

엄마는 월경이 멈추고 몸이 미묘하게 변하는 것을 느낄 수 있습니다. 피로감, 가슴의 변화, 입덧 등의 초기 증상이 나타날 수 있습니다.

3) 둘째 달(임신 2개월, 5~8주) - 태아의 주요 장기 형성

이 시기에는 태아의 주요 장기가 빠르게 발달합니다. 태아는 아직 매우 작지만, 인간의 형태를 갖추기 시작합니다.

주요 발달 과정
- 심장이 뛰기 시작하고 초음파로 박동을 확인할 수 있음
- 팔다리가 자라 손가락과 발가락의 형태가 나타남
- 눈, 귀, 코, 입 등의 얼굴 구조가 형성됨

- 내부 장기(간, 위, 신장, 폐)의 기초 구조가 발달

이 시기에 엄마는 입덧이 심해질 수 있으며, 감정변화가 클 수도 있습니다. 태아의 성장에 중요한 역할을 하는 태반이 점차 발달하면서 엄마와 태아를 연결하는 통로가 됩니다.

4) 셋째 달(임신 3개월, 9~12주) - 태아기의 시작

이제 태아는 '배아' 단계에서 벗어나 '태아'로 불립니다. 크기가 약 7~9cm 정도로 성장하며, 점점 더 인간의 형태를 띠게 됩니다.

주요 발달 과정
- 손가락과 발가락이 뚜렷하게 분리됨
- 생식기가 발달하여 성별이 결정됨(초음파로는 아직 명확하지 않음)
- 태아가 스스로 움직이기 시작하지만, 엄마는 아직 감지하기 어려움
- 태반이 완전히 발달하여 엄마로부터 산소와 영양을 공급받음

이 시기부터 엄마는 임신을 실감하기 시작하고, 몸도 변화를 겪습니다. 배가 약간 불러오기 시작하며, 호르몬 변화로 인해 감정 기복이 심할 수도 있습니다.

5) 넷째 달(임신 4개월, 13~16주) - 안정기의 시작

이제 임신이 비교적 안정적인 시기로 접어듭니다. 태아는 약 14cm까지 성장하며 몸무게도 늘어나기 시작합니다.

주요 발달 과정
- 얼굴 표정이 나타나고 손가락을 빨기도 함
- 태아의 움직임이 활발해지며, 엄마가 태동을 느낄 수도 있음
- 심장 박동이 강해져 청진기로 들을 수 있음

엄마는 입덧이 줄어들면서 식욕이 돌아오고, 체중이 증가하기 시작합니다.

6) 다섯째 달(임신 5개월, 17~20주) - 태동이 뚜렷해짐

이제 태아는 25cm 정도로 성장하며 엄마가 확실한 태동을 느끼기 시작합니다.

주요 발달 과정
- 태아의 피부에 태지(胎脂)가 형성되어 보호 역할을 함
- 청각이 발달하여 외부 소리를 들을 수 있음
- 태아가 양수를 삼키며 소화기관을 연습함

엄마는 배가 확연히 불러오고, 허리 통증이나 다리 부종을 경험할 수도 있습니다.

7) 여섯째 달(임신 6개월, 21~24주) - 감각 기능 발달

태아는 30cm 이상으로 성장하고, 신경계가 발달하면서 감각 기능이 향상됩니다.

주요 발달 과정
- 눈을 뜨고 깜박이는 움직임을 보임
- 손가락을 이용해 엄마의 자궁을 만지거나 움직임을 조절함
- 수면 패턴이 생기고, 엄마가 이를 느낄 수 있음

엄마는 태아의 움직임을 즐길 수 있지만, 체중 증가와 함께 몸이 무거워지기 시작합니다.

8) 일곱째 달(임신 7개월, 25~28주) - 출생 준비 시작
태아는 약 35cm까지 성장하고, 신체 기관이 거의 완성됩니다.

주요 발달 과정
- 폐가 발달하며 스스로 호흡할 준비를 함
- 뇌의 신경 연결이 활발해짐
- 몸에 지방이 축적되며 체온 조절 능력이 생김

엄마는 배뭉침(브락스턴 힉스 수축)을 경험할 수 있으며, 출산이 가까워지고 있음을 실감합니다.

9) 여덟째 달(9개월, 29~40주) - 출산 준비
태아는 45~50cm까지 성장하며, 머리가 아래로 내려오는 자세(두정위)를 취합니다.

출산 직전 변화
- 폐가 완전히 성숙하여 출생 후 호흡 가능
- 면역력이 발달하여 외부 환경에 대비
- 엄마의 골반 근육이 이완되며 출산 준비

출산이 가까워지면 엄마는 규칙적인 진통을 경험하며, 태아는 산도를 따라 세상으로 나오게 됩니다.

10) 출산, 세상과의 첫 만남

드디어 진통이 시작되고, 태아는 좁은 산도를 통과하며 엄마의 품에 안깁니다. 처음으로 공기를 마시며 울음을 터뜨리는 순간, 한 생명의 탄생이 이루어집니다.

나는 이렇게 긴 여정을 거쳐 세상에 태어났고, 부모님의 사랑을 받으며 성장할 준비를 시작합니다. 이 모든 과정이 신비롭고 소중한 순간이었습니다.

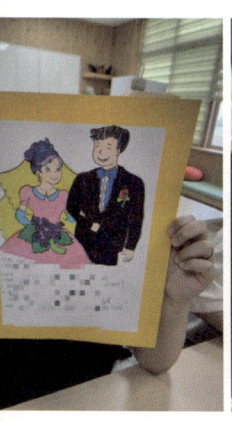
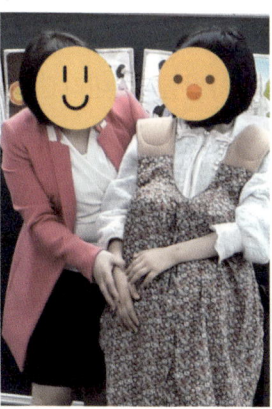
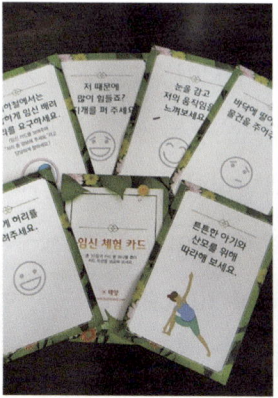
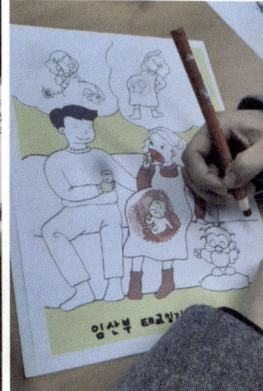

2. 생명의 시작, 정자와 난자의 아름다운 여정

우리의 생명은 기적처럼 시작됩니다. 어느 날, 우주의 모든 별들이 반짝이며 축복을 보내는 것처럼. 한 생명의 여정이 시작됩니다. 그 여정은 아주 작고 소중한 만남에서 출발합니다.

엄마의 몸속 깊은 곳에서 난자가 조용히 기다립니다. 그 난자는 마치 새로운 열어 줄 문과 같습니다. 그 문은 아무나 열 수 없고, 오직 아빠에게서 온 정자입니다.

정자들은 엄마의 품속으로 들어오는 순간, 마치 모험을 떠나는 탐험가처럼 힘차게 움직입니다. 수백만의 정자가 출발하지만, 그 중 단 한 명만이 난자와 만날 수 있는 영광을 얻습니다. 그 여정은 쉽지 않습니다. 좁은 길과 험난한 여정을 뚫고 오르는 그 과정은, 마치 작은 영웅들이 세상을 구하기 위해 달리는 모습처럼 용감하고 아름답습니다. 그리고 마침내, 한 정자가 난자를 만나게 됩니다. 그 순간은 마치 두 개의 별이 하나로 합쳐지는 것과 같습니다. 이 만남은 단순한 만남이 아닙니다. 이 만남은 새로운 생명이 시작되는 찬란한 순간입니다. 그 순간 정자와 난자는 서로를 품고 하나가 되어, 세상에 새로운 이야기를 써 내려갈 준비를 합니다. 난자는 작은 씨앗처럼 엄마의 몸속에서 따뜻하게 보호받으며 자라납니다. 시간이 지나며 이 작은 씨앗은 심장이 뛰기 시작하고, 손과 발이 자라며, 세상과 만날 준비를 차근차근해 나갑니다. 그리고 10개월이라는 긴 여정을 마친 후, 아기의 울음소리가 세상을 밝히며, 생명의 가족이 세상에 선물이 됩니다.

이 이야기는 단순히 생명이 시작되는 과정이 아니라, 사랑과 희망, 그리고 기적의 의미를 담고 있습니다. 우리 각자는 이렇게 특별한 여정을 통해 존귀하게 세상에 태어났고, 그 자체로도 소중한 존재입니다. 우리의 시작은 기적이었고, 우리의 삶은 그 기적으로 이어가는 아름다운 여정입니다. 지금 이 글을 읽고 있는 여러분이 그 주인공입니다.

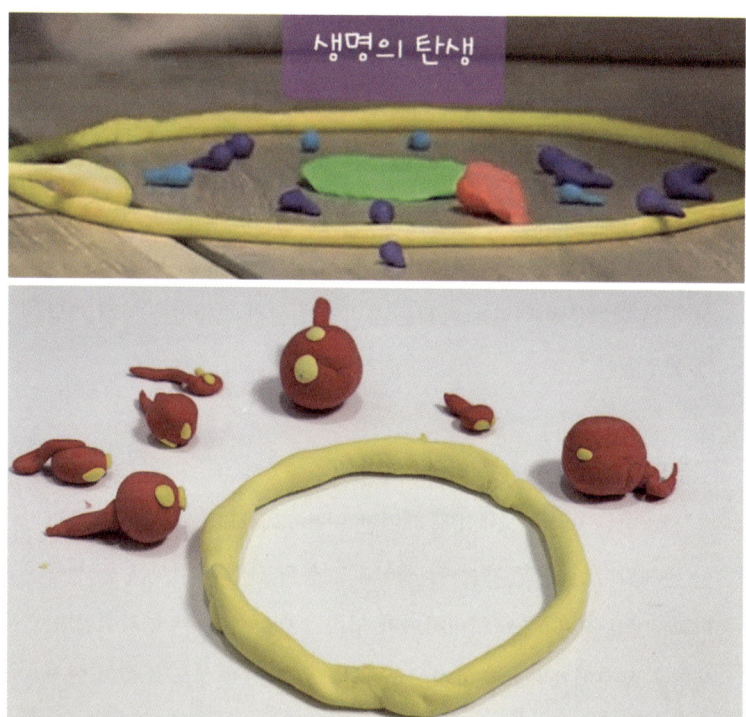

<클레이로 생명의 소중한 이야기 수업 중에서>

3. 나는 이미 사랑받는 존재로 이 세상에 왔어요

엄마의 메시지 : 생명이 시작되는 순간

"아가야, 너는 아주 작은 씨앗에서 시작되었단다. 엄마와 아빠가 서로 사랑하는 마음이 모여 너라는 생명이 시작되었어. 엄마 뱃속에서 너는 점점 자라며 심장이 뛰고, 손과 발이 생기고, 눈과 귀가 생겨났단다. 너의 존재는 엄마에게 기적 같은 선물이야. 너를 기다리는 모든 순간이 행복이었단다."

아빠의 메시지 : 기다림의 의미

"우리 아가, 너를 만나는 날을 손꼽아 기다렸단다. 너의 첫 심장소리를 들었을 때, 우리 가족의 새로운 이야기가 시작되었음을 알았지. 너는 엄마와 아빠의 사랑이 만들어낸 가장 소중한 보물이야. 세상에 단 하나뿐인 너라는 존재는 우리에게 삶의 소중함을 다시 깨닫게 해주었어."

부모가 함께 전하는 생명의 소중함

"사랑하는 아가야, 세상에 태어난 너는 그 자체로 소중하고 특별한 존재란다. 너의 존재는 이 세상에 기쁨과 사랑을 더 해주는 선물이고, 너의 작은 미소 하나하나가 엄마와 아빠에게 큰 행복이란다. 생명은 누구에게나 소중하며, 네가 앞으로 걸어갈 삶도 소중히 여기길 바란단다."

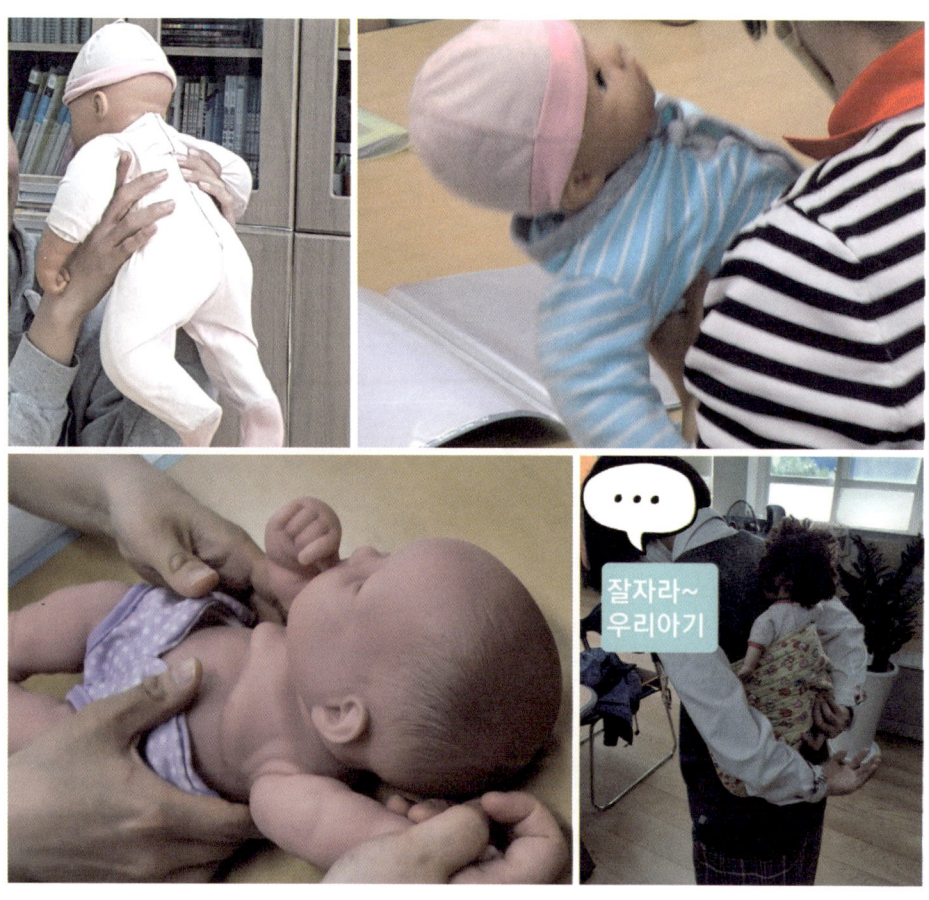

☆
1. 내가 태어난 날의 의미를 아시나요?
2. 부모님께 감사하는 마음을 언어(말)로 표현해주세요

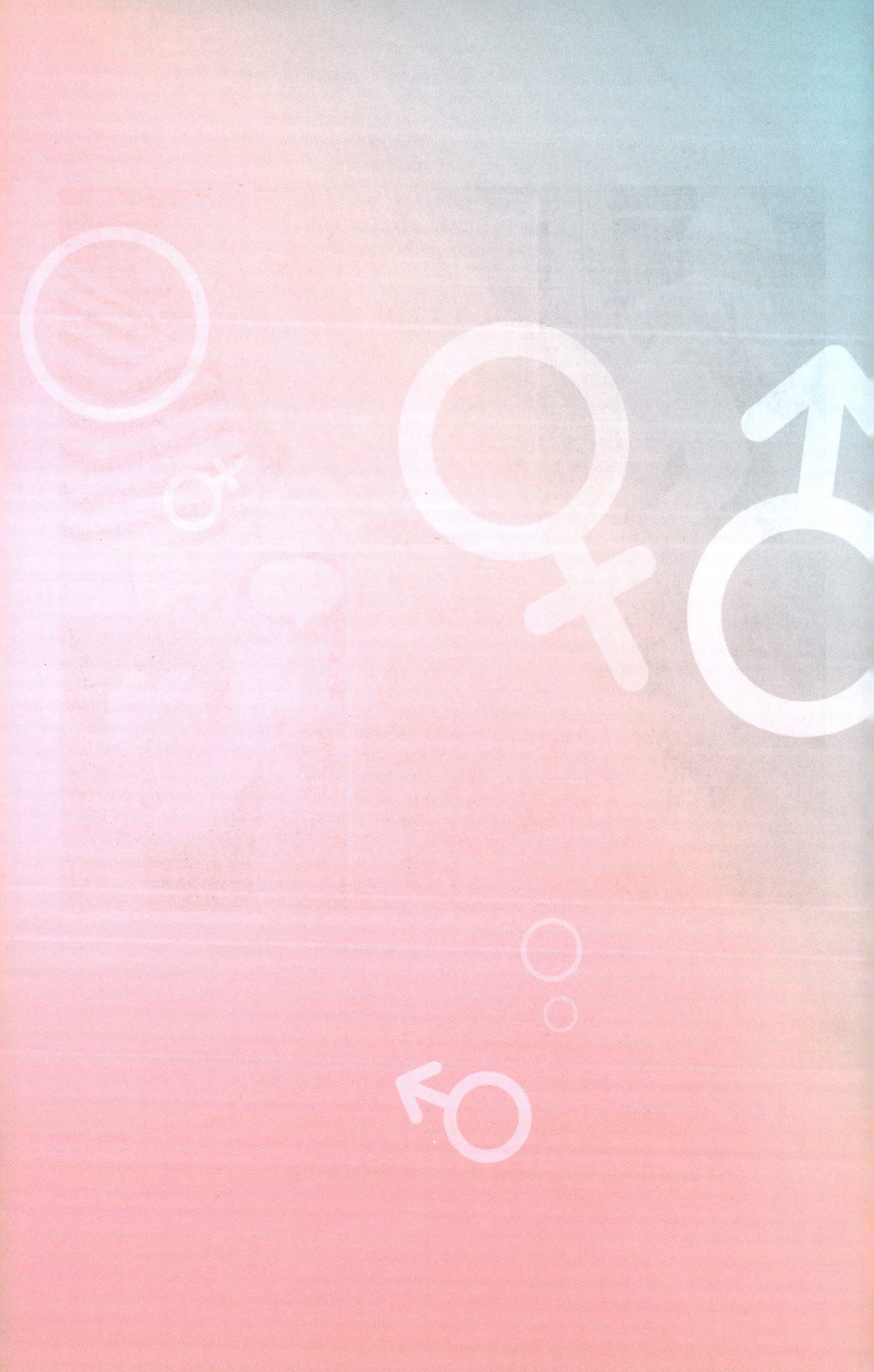

5장

성교육은
가족관계 안에서부터
시작됩니다

1. 가족의 이해와 기대로부터 자녀는 성장합니다

가족은 한 개인의 삶에서 가장 중요한 사회적 기반입니다. 특히 성교육에서 가정은 아이가 성에 대한 첫 경험과 관점을 형성하는 공간입니다. 건강한 성적 가치관을 형성하려면 가족 구성원 간의 이해와 기대가 명확해야 합니다. 부모는 아이의 성장 단계에 따라 성에 대한 기대와 정보를 적절히 전달해야 하며, 아이의 의견과 생각을 존중하는 태도를 보여야 합니다.

부모가 아이들에게 성교육을 진행할 때 '올바른 행동'만을 강조하거나 지나치게 통제하다 보면, 아이는 성과 관련된 주제를 부정적이거나 금기시된 것으로 인식할 수 있습니다. 예를 들어, 어떤 부모는 아이가 이성과 친밀해지는 것에 대해 과도한 우려를 보이며 대화를 차단하려 할 수 있습니다. 그러나 이런 태도는 오히려 아이의 자율성을 억누르고 건강한 관계 형성을 방해할 수 있습니다. 대신 부모는 "이성과 건강하게 교류하는 방법은 무엇일까?"와 같은 열린 질문을 통해 아이와 대화를 시작해야 합니다.

부모가 성교육에서 가질 수 있는 기대는 자녀가 스스로 몸과 감정을 존중하고, 타인과의 관계에서 상호존중을 실천하는 것입니다. 이를 위해 부모는 아이의 개인적인 공간, 감정, 의견을 인정하는 모습을 보여주어야 합니다. 예를 들어, 아이의 방에 들어올 때 노크해달라고 요청한다면 부모는 이를 지켜야 합니다. 이러한 작은 행동이 아이들에게 존중의 의미를 체감하게 하며, 자연스럽게 자신의 경계를 설정하고 타인의 경계를 이해하는 데, 도움을 줍니다.

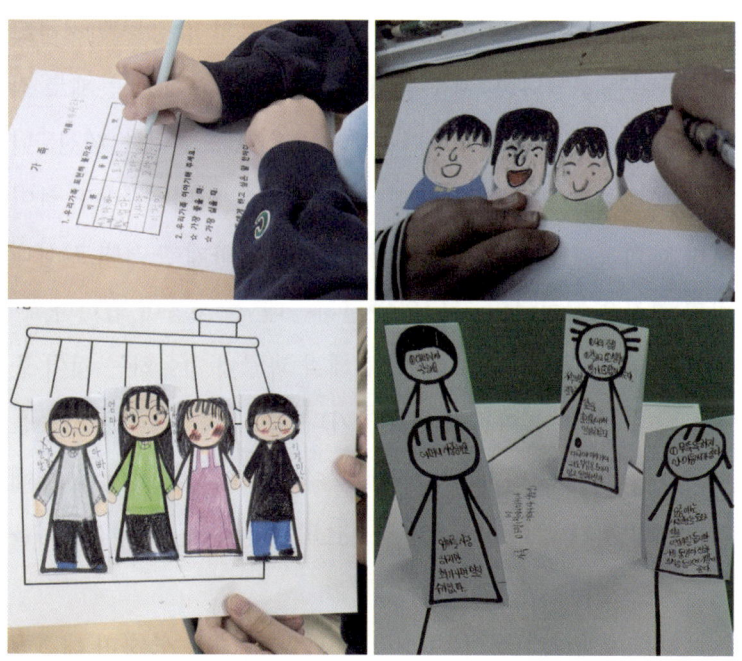

2. 건강한 가족도 갈등은 있습니다

건강한 가족은 서로를 이해하고 갈등을 해결하는 과정에서 성장합니다. 가족 내에서 발생하는 갈등은 피할 수 없지만, 이를 어떻게 해결하느냐가 가족 구성원의 관계를 결정짓습니다. 성교육의 관점에서 갈등 해결은 특히 중요한데, 이는 아이들에게 건강한 의사소통 방식과 존중의 중요성을 가르칠 기회가 되기 때문입니다.

갈등을 해결할 때 가장 중요한 것은 서로의 감정을 인정하고 받아들이는 것입니다. 예를 들어, 부모가 자녀의 교제 문제로 걱정을 느낀다면, 그 걱정을 단순히 잔소리로 표현하는 대신 "너를 걱정해서 이런 감정을 느꼈어. 네 생각은 어떠니?"라도 물어보며 대화를 시작해야 합니다. 감정을 솔직하게 드러내고 상대방의 입장을 경청하면 갈등을 해결하는데, 큰 도움이 됩니다.

또한, 가족 구성원 모두가 문제 해결 과정에 참여하는 것이 중요합니다. 한쪽의 의견만 강조하거나 강요하는 방식은 갈등을 약화시킬 수 있습니다. 예를 들어, 아이가 이성과 만남에 대해 부모와의 의견 차이를 보일 때 서로의 입장을 듣고 중간지점을 찾아가는 연습이 필요합니다.

이 과정에서 가족회의를 열어 각자의 의견을 존중하며 해결책을 찾아보는 것도 효과적입니다.

가족 구성원이 모두 합의에 도달하면, 이는 아이에게 타인과의 관계에서 상호 협력을 실천하는 방법을 가르칩니다.

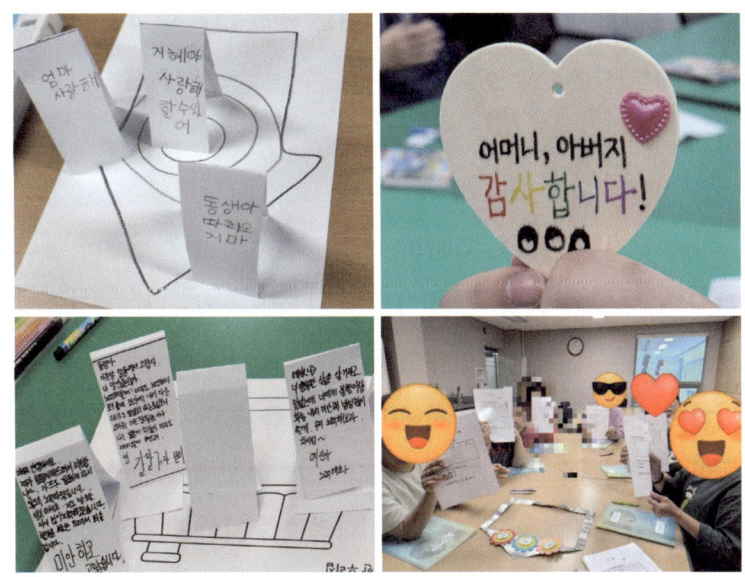

3. 가족 간에도 반드시 지켜야 하는 '경계'가 있습니다

가정에서의 경계교육은 서로의 개인적인 공간과 권리를 존중하며, 가족 간의 건강한 관계를 유지하기 위한 필수적인 요소입니다. 경계교육은 물리적인 경계일 뿐만 아니라 감정적, 심리적 경계를 포함합니다.

1) 물리적 경계 존중하기

가족 구성원은 각자의 개인 공간을 존중해야 합니다. 예를 들어, 자녀의 방이나 물건을 허락 없이 사용하는 것을 피하고, 서로의 방에 들어갈 때는 노크하는 습관을 들이는 것이 중요합니다. 이런 작은 행동이 가족 간 신뢰를 쌓고 서로의 경계를 존중하는 태도를 배울 수 있게 합니다.

2) 감정적 경계 지키기

가족 구성원 간에도 각자의 감정을 보호하고 존중해야 합니다. 부모는 자녀에게 "너, 왜 그래"라고 강요하기보다는, "그렇게 느끼는구나. 네가 더 편안해지려면 내가 무엇을 도와줄까?"라고 말하며 자녀의 감정을 지지해주는 태도를 지녀야 합니다. 예를 들어, 아이가 학교에서 겪은 스트레스를 부모에게 말하지 않는다면, 이를 강제로 캐묻지 않고 기다려주는 것이 필요합니다.

3) 신체적 경계 교육하기

어릴 때부터 신체적 경계를 교육하는 것은 중요합니다. 자녀에게 자신의 몸은 자신만의 것이며, 허락 없이 타인의 신체를 만지는 것은 잘못된 행동이라는 점을 가르쳐야 합니다. 예를 들어, 부모가 자녀와의 신체접촉에서도 "너와 허락 없이 손을 잡는 것이 중요하단다." 이와 같은 말을 통해 경계의 중요성을 일깨워줄 수 있습니다.

4) 디지털 경계 설정하기

오늘날에는 디지털 공간에서의 경계교육이 필요합니다. 부모는 자녀가 온라인에서 지나친 정보를 공유하지 않도록 지도하고, 동시에 자녀의 프라이버시를 침해하지 않아야 합니다. 예를 들어 자녀의 휴대폰을 허락 없이 확인하는 대신, '네가 필요하면 내가 언제든지 도와줄게'라는 메시지를 전하며 신뢰를 쌓는 것이 중요합니다.

4. 건강하고 행복한 부모-자녀 대화법

부모와 자녀의 대화는 가족의 관계를 강화하고 신뢰를 쌓는 중요한 도구입니다. 건강하고 행복한 대화를 나누는 큰 힘과 이해를 바탕으로 한 대화법이 필요합니다. 다음은 효과적인 부모와 자녀 대화법의 핵심 요소들입니다.

1) 경청의 자세를 갖추기

부모는 자녀의 말을 끊지 않고 경청하는 자세를 보여야 합니다. 자녀가 자신의 이야기를 긍정적으로 받아들이고 있다고 느낄 때, 신뢰와 감정이 형성됩니다. 고개를 끄덕이며 눈을 반짝이며 듣는 태도를 보여주세요.

2) 비판 보다는 공감표현

자녀가 말하거나 행동할 때 기분이 좋거나 훈계하기보다는 그들의 감정을 공감하는 표현이 귀중합니다. "그런 일이 있었구나", "네가 그렇게 생각했구나"와 같은 표현은 자녀가 부모에게 감정을 솔직하게 털어 놓을 수 있는 계기가 됩니다.

3) 열려있는 질문하기

"오늘 학교에서 뭐 했어?"와 질문보다는 "오늘 학교에서 친구들이랑 어떤 이야기를 나눴어?"와 같은 질문을 통해 대화를 이어가세요. 질문은 자녀가 자신의 경험을 더 폭넓게 생각하고 표현하도록 돕는 것입니다.

4) 감정을 전달하는 방법 가르쳐주기

자녀가 자신의 감정을 표현할 수 있도록 도와주는 것은 매우 중요합니다. "기분이 좋다고 하면 그 이유를 말해줄래?"와 같은 질문으로 자녀의 감정을 언어로 표현하는 법을 배우게 하세요.

5) 긍정적인 피드백 제공

어린이의 작은 성취나 노력을 인정하고 칭찬해 주세요. "너 정말 노력했구나" 또는 "그렇게 생각하다니 정말 똑똑하구나"와 같은 긍정적인 반응은 자녀의 것을 좋아하는 가족과 대화를 나누는 것에도 좋습니다.

6) 규칙과 한계를 명확히 제시하기

가족규칙은 가족 구성원 모두가 이해하고 동의해야 실천 가능성이 높습니다. 아이들과 함께 규칙을 만드는 것이 효과적입니다. 한계는 '하지 말아야 할 것' 또는 허용되지 않는 행동에 대한 명확한 기준입니다. 예를 들어 '소리를 지르며 말하지 않기'

대화에서 수정 규칙을 만들어보세요. 갈등 상황에서 "지금은

화가 나 있네요, 서로 존중하며 얘기해요.", "이 방식으로 대화가 어려워요, 감정을 가라앉힌 후 다시 이야기하자고 해요." 이렇게 해 보아요.

7) 함께 대화하는 시간 만들기

가족과 함께 대화하는 시간을 충분히 가지세요. 식사 시간이나 잠자기 전 대화 시간을 활용하면 부모와 자녀의 대화가 많아집니다.

8) 부모의 모범적인 태도

부모의 일방적인 행동은 자녀에게 큰 영향을 미칩니다. 부모가 스스로 역할과 행동의 대화법을 행위하는 모습을 보이면, 자녀도 그러한 역할을 배우게 됩니다.

건강하고 행복한 부모-자녀 대화는 일방적인 전달이 아니라 단순히 소통을 넘어서 자녀의 정서 발달과 인생 전반에 긍정적인 효과를 불러일으킵니다. 자녀의 말에 귀를 기울이고, 공감하며, 긍정적인 분위기를 만들 때 부모와 자녀의 관계는 훨씬 더 친밀해질 것입니다.

양육자의 양성평등지수 체크리스트

부모님의 양성평등지수는 과연 몇 점인가요?
'그렇다'는 1점, '아니다'는 0점입니다.

번호	양성평등 지수 체크리스트	그렇다	아니다
1	부드러움과 상냥함은 여성의 타고난 미덕이다.		
2	파마, 화장, 악세서리 등 치장하는 남자는 부자연스럽다.		
3	남자는 되도록 다른 사람앞에서 울지 말아야 한다.		
4	여자는 폭넓은 대인관계를 형성하는 능력이 남자에 비해 부족하다.		
5	남성은 육아 휴직을 하지 않는 것이 좋다.		
6	가계 부양의 일차적 책임은 남성에게 있다.		
7	자녀가 잘못했을 경우 부부 중 아내쪽의 책임이 더 크다.		
8	딸은 여자답게, 아들은 남자답게 키우는 것이 더 자연스럽다.		
9	설거지 등의 집안일은 아들보다 딸에게 시키는 것이 더 자연스럽다.		
10	여성과 남성은 타고난 지적 능력의 차이가 있다.		
11	여자는 남자보다 선천적으로 수학, 과학에 대한 소질이 적다.		
12	남녀의 신체적 차이 때문에 체육 수업과 스포츠 활동은 남학생 위주로 될 수밖에 없다.		

【합계】

8~12점 : 성별에 얽매여 있군요, 한 번 더 일상생활을 살펴보세요.
4~7점 : 의외의 구석에서 성별에 구애받는군요.
         양성평등을 지향하세요.
0~3점 : 성별에 구애받지 않는군요.
         양성평등 사회를 위해 힘을 발휘해 보세요!

〈출처: 교육부, 2015 양성평등 학습자료〉

나는 어떤 부모일까요?

1. 나는 성에 관한 정보를 잘 알고 있다.
   ① 그렇다 ② 조금 그렇다 ③ 보통이다 ④ 아니다

2. 배우자도 성에 관한 정보를 잘 알고 있다.
   ① 그렇다 ② 조금 그렇다 ③ 보통이다 ④ 아니다

3. 아이 성교육의 책임은 배우자에게 있다고 생각한다.
   ① 그렇다 ② 조금 그렇다 ③ 보통이다 ④ 아니다

4. 나는 배우자와 자녀 성교육에 관해 무엇이든 이야기할 수 있다.
   ① 그렇다 ② 조금 그렇다 ③ 보통이다 ④ 아니다

5. 부모가 자녀에게 성적 경계를 교육할 때 이렇게 실천하면 좋아요

성적 경계교육은 자녀가 자신의 신체와 감정을 존중하고, 타인과의 관계에서 건강한 경계를 설정하는데 매우 중요한 기초를 제공합니다. 특히 가정은 자녀가 이러한 경계를 자연스럽게 배우고 실천할 수 있는 가장 안전한 공간이기 때문에 부모의 역할이 매우 중요합니다. 아래에서는 구체적이고 실천 가능한 성적 경계교육 방법을 소개합니다.

1) 성적경계의 개념을 알려주세요

성적경계란 자신의 신체, 감정, 관계에 대해 타인과의 상호작용에서 허용할 수 있는 범위를 명확히 하는 것입니다. 부모는 성적경계를 설명할 때 자녀의 연령과 이해 수준에 맞는 언어를 사용해야 합니다. 예를 들어, 어린아이에게는 "네 몸은 너만의 것이고, 네 허락 없이는 누구도 만질 수 없어."라는 단순한 문장을 반복적으로 이야기할 수 있습니다.

나이가 들수록 "네 감정과 생각을 존중받아야 하고, 네가 싫다면 '아니오'라고 말하는 것도 중요해"라는 식으로 설명을 확장할 수 있습니다.

이 과정에서는 성적경계는 단지 신체적인 것만이 아니라 감정적인 것, 심리적인 것도 포함한다는 점을 강조해야 합니다. 이는 자녀가 자녀의 권리뿐만 아니라 타인의 권리도 이해하고 존중하는 데 도움을 줍니다.

2) 모델링을 통한 교육

부모는 성적경계를 가르칠 때 자녀에게 모범을 보여주어야 합니다. 자녀가 부모의 행동을 통해 경계를 배운다는 점에서, 부모는 먼저 가정 내에서 경계를 실천해야 합니다.

(1) 신체적경계

부모가 자녀의 동의를 구하는 행동을 통해 경계를 자연스럽게 가르칠 수 있습니다. 예를 들어, 자녀를 안아도 될까? "내가 너를 안아도 될까?"라고 묻는 습관을 들이면, 자녀는 자신의 신체에 대한 권리를 인식하게 됩니다. 또한, 자녀가 거부할 경우 이를 존중하는 것이 중요합니다.

(2) 개인공간 존중

자녀의 방에 들어가기 전 노크를 하거나, 자녀의 일기장과 같은 개인 물건을 허락 없이 보지 않는 행동은 자녀에게 경계를 존중하는 태도를 가르칩니다. 이러한 행동은 자녀가 자신의 공간과 사생활을 존중받을 권리가 있다는 것을 배우는데 도움을 줍니다.

3) 의사소통과 경계설정 연습

성적경계를 효과적으로 교육하기 위해서는 자녀가 자신의 의사를 명확히 표현하고 경계를 설정하는 연습을 할 수 있어야 합니다.

(1) '아니오'라고 연습하기

부모는 자녀가 거절하는 방법을 연습할 수 있도록 도와야 합니다. 예를 들어, 자녀에게 "누군가 싫은 행동을 하려고 할 때, 어떻게 말할 수 있을까?"라고 물으며 다양한 상황에서의 대처법을 함께 연습할 수 있습니다. 아이가 "싫어요." 또는 "하지 마세요"라는 말을 직접 해보는 과정을 통해 자신감을 키울 수 있습니다.

(2) 자녀의 질문에 열린 태도로 답하기

성적 경계교육에서 중요한 부분은 자녀가 궁금한 점을 편안하게 물어볼 수 있는 환경을 조성하는 것입니다. 자녀가 성과 관련된 질문을 하였을 때 당황하거나 금기시하는 태도는 아이에게 부정적인 영향을 줄 수 있습니다.

(3) 디지털 환경에서의 성적 경계교육

개인정보보호 : 자녀에게 "너의 사진이나 개인정보는 너의 허락 없이 공유하면 안 돼"라는 점을 강조합니다. 또한, SNS나 메시지에서 불쾌한 상황이 발생하면 부모에게 즉시 알리도록 가르칩니다.

사이버 성범죄예방교육 : 온라인에서 낯선 사람이 부적절한 요청을 하거나 불편함을 느낄 때 어떻게 대처해야 하는지 알려줍니다. 예를 들어, "모르는 사람이 너에게 사진을 요청하면 어떻게 할까?"와 같은 질문을 통해 자녀와 대화하고, 구체적인 대처법을 연습합니다.

긍정적인 성적 메시지 전달하기 : 부모는 자녀에게 성적 경계교육을 할 때 긍정적인 메시지를 전달하여야 합니다. "네 몸은 소중해" 또는 "너를 스스로 지킬 권리가 있어"와 같은 말을 통해 자녀가 자신의 신체와 감정을 존중하도록 유도합니다. 이러한 메시지는 자녀가 스스로에 대한 자존감을 키우고, 타인과의 관계에서도 경계를 설정하는 데 중요한 역할을 합니다.

다음 상황을 읽고 상대방이 나의 경계를 침범했다고 생각된다면 빈칸에 체크를 해주세요.

물리적 경계

- 가족이 내 방에 노크 없이 들어왔다.
- 친구가 옆에서 내 스마트폰 화면을 본다.
- 가족이 내 물건을 사용한다.
- 친구들과 놀고 있는데 이성친구가 상의 없이 데리러 왔다.

신체적 경계

- 이성친구가 길거리에서 볼 뽀뽀를 했다.
- 알게 된지 얼마 안 된 사람이 어깨동무를 한다.
- 모르는 사람이 길을 물어보면서 내 팔을 잡았다.
- 트레이너가 자세를 교정해 주면서 내 몸을 만졌다.

심리적 경계

– 헤어진 이성친구가 나의 친구를 통해 내 일상을 물어본다.

– 다른 사람이 나의 연애 상태를 물어본다.

– 다른 사람이 나의 외모에 대해서 평가, 칭찬한다.

– 친구가 나와 이성친구의 스킨십 정도를 물어본다

디지털 경계

– 이성친구가 함께 찍은 사진을 허락없이 프로필로 사용했다.

– 친구가 나와 찍은 사진을 SNS에 올리고 태그했다.

– 친구에게 사진을 보내 달라고 요청했는데 친구가 단체 채팅방에 보냈다.

– 친구가 소개팅해준다며 내 번호를 다른 사람에게 공유했다.

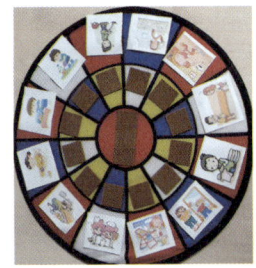 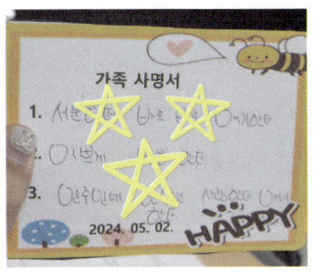 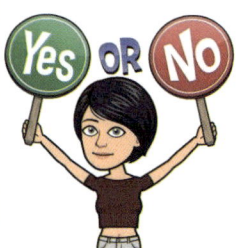

<가족 역할에 대해서 내가 할 수 있는 것을 찾아서 발표>

6장

사춘기, 달라지는 나

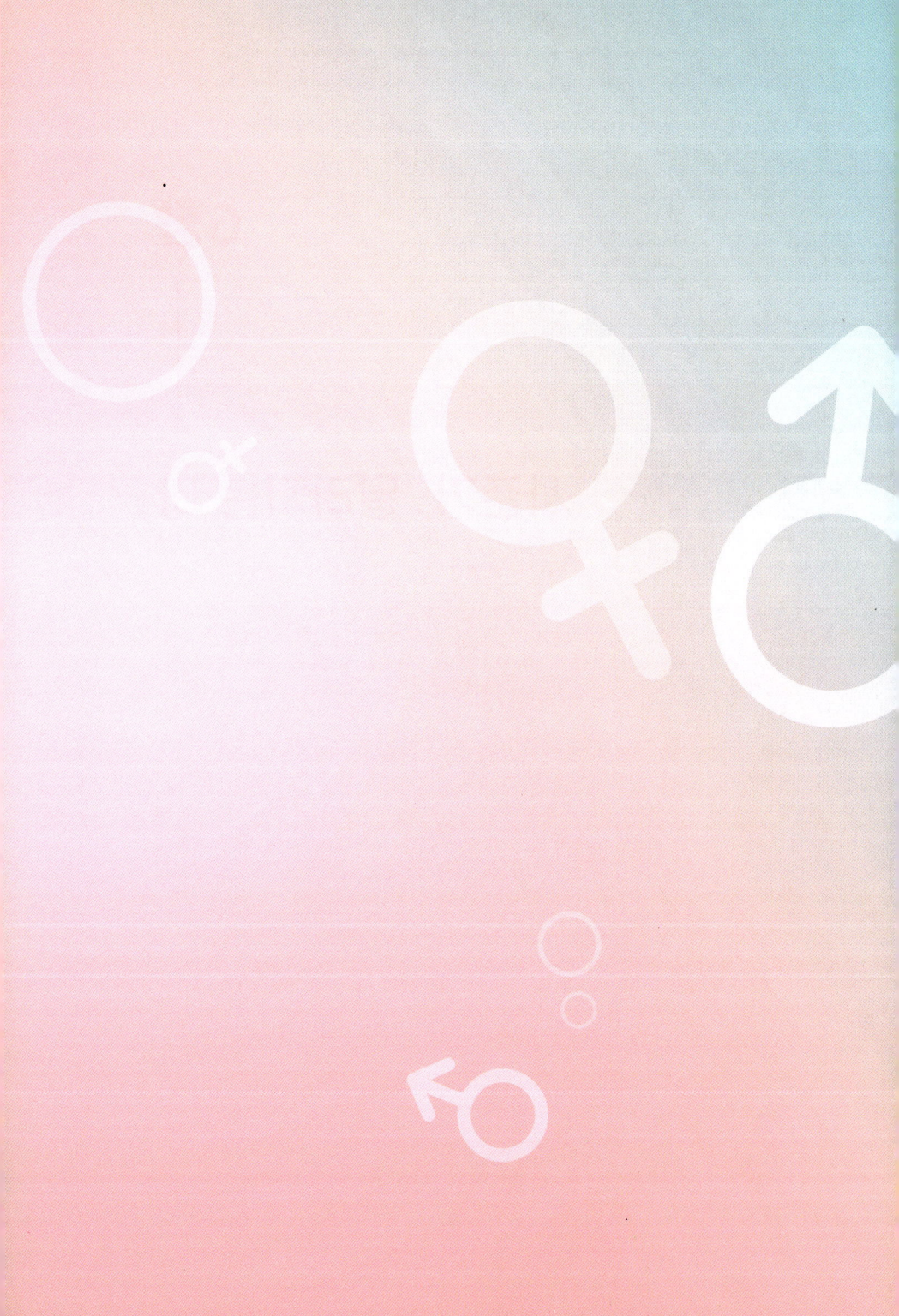

사춘기란 무엇일까요?

사춘기는 아이에서 어른으로 성장하는 과정에서 겪는 변화입니다. 이 시기에는 몸이 자라고, 감정이 풍부해지며, 생각도 깊어지는 시기입니다. 사춘기의 변화는 모든 사람이 겪는 자연스러운 과정입니다. 사람마다 변화하는 속도는 다르며, 변화가 빠르거나 늦다고 걱정할 필요는 없습니다.

1. 사춘기 동안 우리의 몸은 이렇게 변화합니다

사춘기는 인간의 성장과정에서 매우 중요한 시기이며, 신체와 정신에 많은 변화가 일어나는 시기입니다. 먼저 신체적으로는 키가 빠르게 자라고 체중이 증가하며, 남성과 여성 모두에게서 2차 성징이 나타납니다. 남성의 경우 목소리가 굵어지고 어깨가 넓어지며 근육량이 증가하는 반면, 여성은 가슴이 발달하고 골반이 넓어지며 생리가 시작됩니다. 이 외에도 피지선과 땀샘이 활성화되어 여드름이 생기거나 몸에서 땀 냄새가 강해질 수 있습니다. 이러한 변화는 성호르몬 분비가 활성화되면서 발생하며, 남성의 경우 테스토스테론, 여성의 경우 에스트로겐과 프로게스테론이 주요 역할을 합니다.

또한, 신체 변화가 함께 정서적, 심리적 변화도 두드러지게 나타납니다. 자아에 대한 관심이 증가하며, 자신의 몸에 대해 민감하게 반응하거나 외모를 중시하는 경향이 생깁니다. 주변 친구들과 자신을 비교하여 혼란스럽거나 불안한 감정을 느끼기도 합니다. 이처럼 사춘기는 단순히 몸이 성장하는 것에 그치지 않고, 정체성과 자아를 형성해가는 중요한 시기로, 이러한 변화를 자연스럽게 받아들이고 이해하는 것이 중요합니다.

사춘기 몸의 변화(성별 특징)

남자 청소년의 변화
- 키가 크고 어깨가 넓어져요.
- 목소리가 변하면서 점점 낮아져요.
- 수염이나 겨드랑이, 다리에 털이 나기 시작해요.
- 고환과 음경이 자라면서 성적 발달이 진행돼요.
- 몽정을 경험할 수 있어요.

여자 청소년의 변화
- 가슴이 발달하고 점점 커져요.
- 엉덩이가 둥글어지고 여성스러운 체형이 돼요.
- 생리를 시작해요.
- 겨드랑이와 다리에 털이 나기 시작해요.

- 질 분비물이 생길 수 있어요.

몸의 변화가 불편하게 느껴질 때 : 사춘기의 변화는 처음 겪는 것이기 때문에 당황스러울 수 있습니다.
- 어떤 사람은 기쁘기도 하고, 어떤 사람은 부끄럽거나 불편하게 느낄 수도 있어요.
- 몸이 변화하는 것은 정상적인 과정이에요.
- 궁금한 것이 있다면 부모님이나 선생님, 믿을 수 있는 사람에게 물어보세요.
- 내 몸을 있는 그대로 받아들이고 소중하게 대해요.

2. 신체 변화는 자연스러운 과정임을 이해하고 받아들이는 법을 배웁니다

사춘기의 신체 변화는 인간이라면 누구나 겪는 자연스러운 과정입니다. 하지만 많은 청소년이 이 시기에 나타나는 변화에 대해 당황하거나 불편함을 느끼기도 합니다. 변화에 대한 두려움을 극복하기 위해서는 사춘기와 몸과 마음이 성장하는 필연적 단계임을 인지하는 것이 중요합니다. 특히, 남성과 여성 모두에게서 나타나는 변화는 개인차가 있다는 점을 이해해야 합니다. 예를 들어, 어떤 친구는 빨리 키가 크는 것이나 생리가 시작될 수 있고, 다른 친구는 조금 더 시간이 걸릴 수도 있습니다. 이런 차이는 정상적이며, 이를 긍정적으로 바라보는 태도가 필요합니다.

또한, 신체 변화는 건강한 성장을 의미하는 만큼 긍정적으로 수용할 필요가 있습니다. 이를 위해 부모나 교사, 친구들과 열린 대화를 나누며 자신의 고민이나 궁금증을 공유하는 것이 큰 도움이 됩니다. 더불어 인터넷이나 책과 같은 다양한 매체를 활용해 올바른 정보를 습득하고, 잘못된 편견이나 오해를 바로잡아야 합니다. 특히 외모나 체형에 대한 사회적 기준에 지나치게 얽매이지 않고, 자신의 신체를 존중하고 소중히 여기는 자세를 키워나가는 것이 중요합니다. 남자와 여자 청소년 모두 이러한 신체 변화는 자연스러운 성장 과정의 일부입니다. 자신의 변화를 긍정적으로 받아들이고, 남과 비교하기보다 자신의 속도와 과정을 존중하는 것이 중요합니다. 부모나 전문가에게 궁금한 것을 얻는 것도 도움이 됩니다.

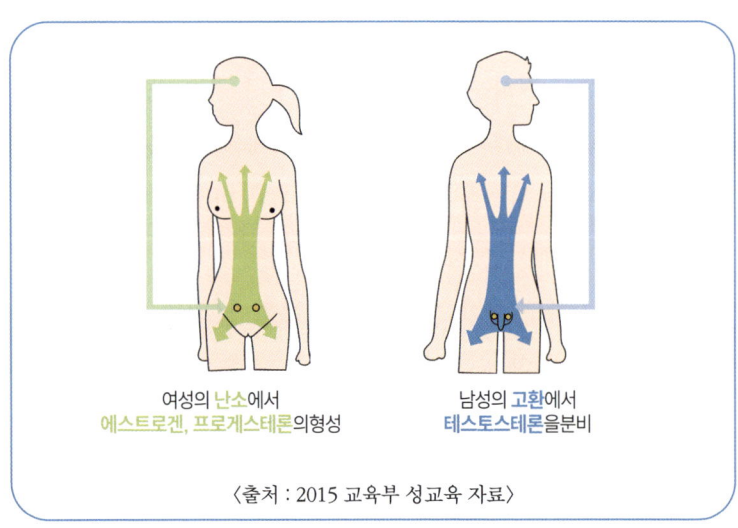

〈출처 : 2015 교육부 성교육 자료〉

남자 청소년은 사춘기 동안 테스토스테론 호르몬의 증가로 인해 여러 가지 신체적 변화를 겪습니다.

- **키와 체중의 급성장** : 사춘기의 초반이나 중반에 키가 급격히 자라며 체중도 증가합니다. 이 시기의 성장 속도는 개인차가 있지만, 대체로 1년에 7~12cm 정도 자랄 수 있습니다.
- **근육 발달** : 테스토스테론의 작용으로 근육량이 증가하여 체형이 더 단단하고 강하게 변합니다. 특히 어깨가 넓어지면서 몸이 더 남성적인 형태를 띱니다.
- **목소리 변화** : 성대가 두꺼워지고 길어지면서 목소리가 낮아지고 굵어지는 변성기가 옵니다. 이는 일시적으로 목소리가 갈라지는 현상으로 나타날 수 있습니다.
- **체모 발달** : 얼굴에 수염이 나기 시작하며, 겨드랑이, 가슴, 다리, 음부 등에 털이 자라납니다.
- **생식 기관의 발달** : 음경과 고환의 크기가 커지고 정자 생산이 시작됩니다. 이로 인해 몽정과 같은 경험이 나타날 수 있습니다.
- **피지선 활성화** : 얼굴과 몸에서 피지 분비가 활발해져 여드름이 생기거나 피부가 기름지게 합니다.

여자 청소년은 에스트로겐과 프로게스테론 호르몬의 증가로 인해 신체적으로 여성성을 드러내는 변화가 발생합니다.

- **키와 체중의 증가** : 남자 청소년보다 조금 이른 시기에 키가 빠르게 자라며 체지방이 증가해 몸의 곡선미가 형성됩니다.
- **가슴 발달** : 유선 조직의 발달로 가슴이 커지기 시작하며, 이는 여성으로서의 성징 중 하나입니다. 가슴 성장 속도는 개인마다 다릅니다.
- **골반 확대** : 골반이 점차 넓어지며 출산을 대비한 신체 구조로 변합니다. 이는 허리와 엉덩이 부분에 변화가 생기는 주요 원인입니다.
- **생리 시작** : 자궁이 성숙하면서 월경이 시작됩니다. 이는 생식 능력을 갖추는 신호로, 초반에는 주기가 불규칙할 수 있습니다.
- **체모 발달** : 겨드랑이와 음부에 털이 나며, 이 변화는 개인차가 클 수 있습니다.
- **피지선의 활성화** : 남자 청소년과 마찬가지로 피지 분비가 활발해져 여드름이 생길 수 있습니다.

발달장애 청소년을 위한 생리(월경) & 몽정 교육

성적 발달 과정에서 생리(월경)와 몽정은 자연스럽고 건강한 변화입니다. 그러나 발달장애 청소년의 경우, 신체 변화에 대한 이해가 부족할 수 있어 적절한 교육과 지도가 필요합니다.

아래에서는 생리와 몽정의 개념, 신체 변화, 관리 방법, 감정적 대처법 등을 그림과 함께 구체적으로 설명해드리겠습니다.

1) 생리(월경)란?

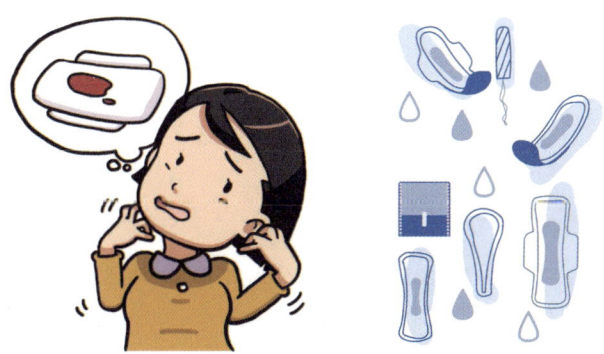

〈출처: 여성가족부 자료〉

생리(월경)의 의미

여성의 몸이 아기를 가질 준비를 하면서 자궁 내막이 두꺼워 졌다가 필요하지 않으면 혈액과 함께 몸 밖으로 배출되는 과정

대략 한 달에 한 번 일어나며, 3~7일 정도 지속됨

첫 생리는 보통 10~15세 사이에 시작되며, 개인차가 있음

생리 주기(월경 주기)

① 난자가 생성됨 → ② 자궁 내막이 두꺼워짐 → ③ 수정이 안 되면 생리가 시작됨 → ④ 다시 새로운 난자가 만들어짐

이 과정이 약 28일마다 반복됨

생리를 할 때 나타나는 증상

· 배가 아플 수 있어요(생리통)

- 허리가 아플 수도 있어요
- 기분이 쉽게 변할 수 있어요
- 피곤함을 느낄 수 있어요

이런 증상은 정상이에요!

생리대 사용 방법

생리혈을 깨끗하게 처리하려면 생리대를 올바르게 사용하는 것이 중요합니다.

① 생리대 펼치기 → ② 팬티에 부착하기 → ③ 사용한 생리대는 접어서 휴지통에 버리기

- 생리대는 3~4시간마다 교체해야 해요
- 사용한 생리대는 휴지통에 버려야 해요. 변기에 버리면 안 돼요!
- 손을 깨끗이 씻어요

생리 중 주의할 점

- 청결 유지 : 하루 1~2번 샤워하고 속옷을 자주 갈아입기
- 무리한 운동 피하기 : 가벼운 스트레칭은 좋지만 심한 운동은 피하기
- 따뜻한 차 마시기 : 생리통이 있을 때 따뜻한 차나 물을 마시면 도움이 됨

2) 몽정이란?

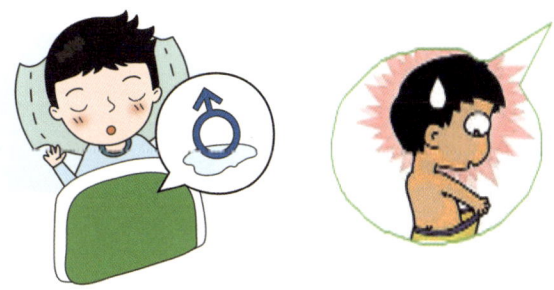

〈출처: 여성가족부 자료〉

몽정의 의미

수면 중에 정액이 저절로 배출되는 현상

보통 사춘기(12~16세)에 처음 경험하며, 자연스러운 생리적 현상

꿈을 꾸거나 성적인 자극 없이도 발생할 수 있음

몽정이 일어나는 이유

- 사춘기에 접어들면 몸에서 정자를 만들기 시작함
- 정자가 많아지면 몸에서 자연스럽게 배출하려고 함
- 성적 자극이 없어도 몸이 스스로 조절하는 과정

몽정이 일어날 때의 신체 반응

- 아침에 팬티나 바지가 젖어 있을 수 있음

- 몸이 찝찝하거나 불편함을 느낄 수 있음
- 하지만 아픈 것은 아니며, 정상적인 현상

몽정 후 처리 방법

- 속옷이 젖었으면 깨끗한 속옷으로 갈아입기
- 샤워나 세수를 해서 몸을 깨끗하게 하기
- 침대가 젖었다면 이불이나 시트를 갈아주기
- 부끄러워할 필요 없이 자연스러운 일이라는 것을 인식하기

몽정에 대한 오해와 진실

"몽정을 하면 건강이 나빠진다?"
→ X (몽정은 건강한 현상!)
"몽정을 하면 정자가 다 사라진다?"
→ X (몸은 계속 새로운 정자를 만듦!)
"몽정을 하면 이상한 사람이 된다?"
→ X (모든 남성이 겪는 자연스러운 과정!)

정리 : 생리와 몽정, 건강한 성장 과정이에요!

- 생리는 여성의 몸이 건강하게 성장하는 과정
- 몽정은 남성의 몸이 정상적으로 변화하는 과정
- 부끄러워하지 말고 자연스럽게 받아들이기
- 올바른 관리 방법을 익혀서 몸을 깨끗하게 유지하기

이제 생리와 몽정이 무엇인지, 어떻게 관리해야 하는지 잘 알게 되었죠?

몸의 변화는 성장하는 자연스러운 과정이니 걱정하지 말고 건강한 습관을 들이도록 해요!

3. 내 몸을 있는 그대로 사랑하고 존중해야 합니다

사춘기의 신체 변화는 자신을 이해하고 사랑하는 계기가 되어야 합니다. 하지만 이 시기의 청소년들은 종종 자신의 몸에 대해 부정적인 생각을 가지거나 외모에 대한 지나친 걱정을 하기도 합니다. 이를 극복하기 위해서는 자기 몸을 있는 그대로 받아들이고 사랑하는 태도가 필요합니다. 자신의 몸이 다른 사람과 다르다는 점을 인정하며, 이 다름이 곧 자신의 고유한 매력임을 깨닫는 것이 중요합니다.

자신을 사랑하기 위한 첫걸음은 자신의 몸을 건강하게 돌보는 것입니다. 규칙적인 운동과 균형 잡힌 식사를 통해 몸의 건강을 유지하고, 충분한 수면을 취하는 것도 필수적입니다. 또한, 신체의 외적인 모습뿐 아니라 내면의 아름다움에도 집중하는 태도가 필요합니다. 내가 잘하는 것, 좋아하는 것에 집중하며 스스로 긍정적으로 바라보는 연습이 필요합니다.

자신을 존중하는 태도는 타인을 존중하는 자세로도 이어집니다. 나의 신체를 소중히 여기듯이 이어집니다. 나의 신체를 소중히 여기듯이 다른 사람의 몸도 존중하고, 외모에 대한 불필요한 평가나 비교를 지양해야 합니다. 이러한 노력을 통해 사춘기 청소년들은 자신에 대한 긍정적인 태도를 형성하고, 건강한 자존감을 키워나갈 수 있습니다.

남자 청소년은 자신의 체격과 목소리 변화를 긍정적으로 수용하며, 꾸준한 운동과 균형 잡힌 식사를 통해 건강을 유지할 수 있습니다. 여자 청소년은 월경과 가슴 발달에 올바른 지식을 갖고, 자신의 몸을 있는 그대로 사랑하며 타인의 평가에 흔들리지 않는 자존감을 키워야 합니다.

1) 감정변화는 왜 생길까요?

사춘기가 되면 감정이 예전보다 더 풍부해지고, 예민해지기도 합니다.

이것은 호르몬 변화와 뇌의 발달 때문으로 자연스러운 현상입니다.

- 평소보다 기분이 쉽게 변해요.
- 갑자기 이유 없이 화가 나거나 슬퍼질 수 있어요.
- 좋아하는 사람에게 설레는 감정을 느낄 수 있어요.
- 혼자 있고 싶거나 모든 것이 귀찮게 느껴질 때가 있어요.

이런 감정변화는 누구나 겪는 일이니 걱정할 필요가 없습니다. 중요한 것은 이 감정을 건강하게 다루는 방법을 배우는 것입니다.

2) 감정을 건강하게 표현하는 방법

사춘기에는 감정 기복이 심해지기 때문에, 감정을 조절하는 것이 중요합니다.

- 기분이 좋지 않을 때는 깊게 호흡하기
- 운동이나 취미 활동으로 기분 전환하기
- 기분이 나쁜 이유를 일기나 메모로 적어보기
- 부모님이나 선생님, 친구와 대화하기

3) 좋아하는 감정이 생길 때

사춘기가 되면 친구보다 특별하게 느껴지는 사람이 생길 수도 있습니다.

이런 감정을 '짝사랑' 혹은 '연애 감정'이라고 합니다.

- 좋아하는 감정은 자연스러운 것이에요.
- 상대방도 같은 감정을 느낄 수 있지만 아닐 수도 있어요.
- 건강한 관계를 위해 상대방을 존중해야 해요.

하지만 좋아하는 감정이 집착으로 변하면 건강하지 않은 관계가 될 수 있으니 조심해야 합니다.

4) 내 몸을 소중히 여겨요 / 내 몸은 나만의 것이에요

사춘기가 되면 내 몸에 대해 더 많은 관심을 두게 됩니다.

가장 중요한 것은 내 몸은 소중하며, 내 의사가 가장 중요하다는 것입니다.

- 내 몸을 다른 사람과 비교하지 않아요.

- 내 몸을 깨끗하게 관리해요.
- 내 몸을 함부로 대하거나 다치게 하지 않아요.

몸을 청결하게 관리하는 방법

사춘기가 되면 땀이 많아지고, 냄새도 날 수 있습니다. 이것은 정상적인 변화이지만, 위생 관리를 철저히 하는 것이 중요합니다.

- 매일 씻기, 머리, 얼굴, 몸을 깨끗이 씻어요.
- 속옷과 옷을 자주 갈아입기: 땀을 많이 흘린 날은 더욱 신경 써요.
- 생리 중에는 위생을 철저히 하기, 생리대는 3~4시간마다 갈아줘요.
- 수염이 자라면 면도하는 방법을 배워요.

몸을 보호하는 방법

- 누군가 내 몸을 만지려고 하면 싫다고 말해요.
- 불편한 상황에서는 도움을 요청해요.
- 인터넷에서 모르는 사람이 몸에 관한 질문을 하면 조심해요.

4. 변화에 대한 고민, 어떻게 해결할까요?

사춘기에 대한 고민을 해결하는 방법에는 여러 가지가 있습니다.

- 부모님, 선생님, 신뢰할 수 있는 어른과 대화하기
- 친구들과 경험을 공유하며 서로의 변화를 긍정적으로 받아들이기
- 성교육 자료를 통해 올바른 정보를 얻기

사춘기의 변화는 자연스러운 과정이므로, 당황하거나 불안해하기보다는 올바른 정보를 가지고 건강하게 성장하는 것이 중요합니다.

5. 건강한 생활 습관이 중요한 이유

건강한 몸을 유지하려면 좋은 생활 습관을 가지는 것이 중요합니다. 특히 발달장애 청소년들은 생활 습관이 고정되기 쉬우므로, 어릴 때부터 건강한 습관을 형성하는 것이 필요합니다.

좋은 생활 습관은 우리 몸을 건강하게 유지해줄 뿐만 아니라, 자신감과 긍정적인 자아 존중감을 키워줍니다.

6. 실천하기 쉬운 건강 습관

올바른 식습관 가지기
- 다양한 영양소를 골고루 섭취하기
- 인스턴트 음식이나 과자, 탄산음료를 줄이기

- 규칙적인 식사 시간 지키기

적절한 운동하기
- 매일 30분 이상 가볍게 움직이기
- 집에서 할 수 있는 간단한 스트레칭 익히기
- 너무 무리한 운동은 하지 않기

개인위생 철저히 하기
- 손 씻기, 양치질 등 기본적인 위생 습관 익히기
- 샤워 후 몸을 깨끗이 닦고, 옷을 자주 갈아입기
- 생리(여성)나 면도(남성) 등 개인위생 관리하기

7. 건강한 습관을 지속하는 방법

　작은 목표부터 시작하기 : 처음부터 완벽한 습관을 만들려고 하면 어려울 수 있습니다. 작은 목표를 정하고 하나씩 실천하는 것이 중요합니다.

　규칙적으로 실천하기 : 건강한 습관은 하루아침에 만들어지는 것이 아닙니다. 꾸준히 실천할 수 있도록 규칙적인 루틴을 만드는 것이 필요합니다.

　스스로 칭찬하기 : 건강한 습관을 실천한 자신에게 칭찬을 해주세요. "나는 내 몸을 잘 돌보고 있어!"라고 생각하면 더 즐겁게

실천할 수 있습니다.

마무리하며

이 장에서는 자신의 몸을 사랑하는 방법과 건강한 생활 습관을 기르는 중요성에 대해 배웠습니다. 나의 몸은 비교할 필요 없이 소중한 존재이며, 건강한 습관을 통해 더욱 긍정적으로 성장할 수 있습니다.

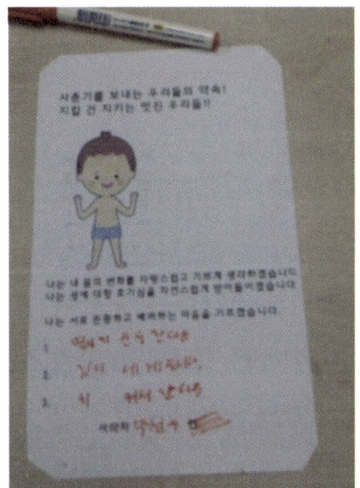
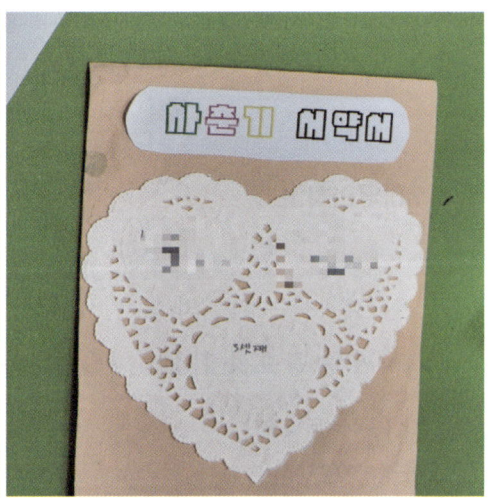
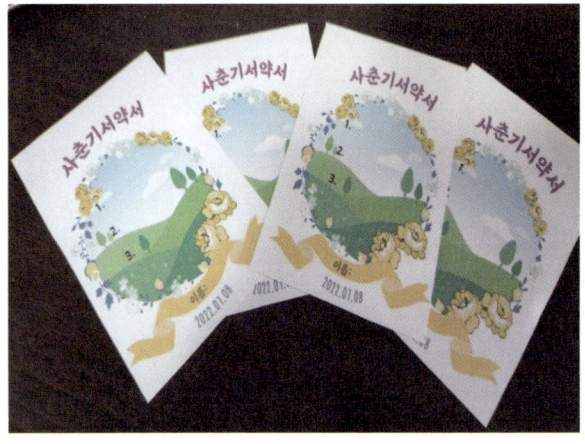
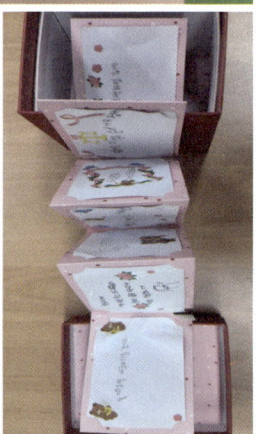

☆

1. 사춘기의 신체 변화 중 가장 당황스러웠던 점은 무엇이었나요?

2. 자신의 몸을 긍정적으로 바라보기 위해 어떤 노력을 할 수 있을까요?

7장

감정과 욕구,
나의 마음 알아가기

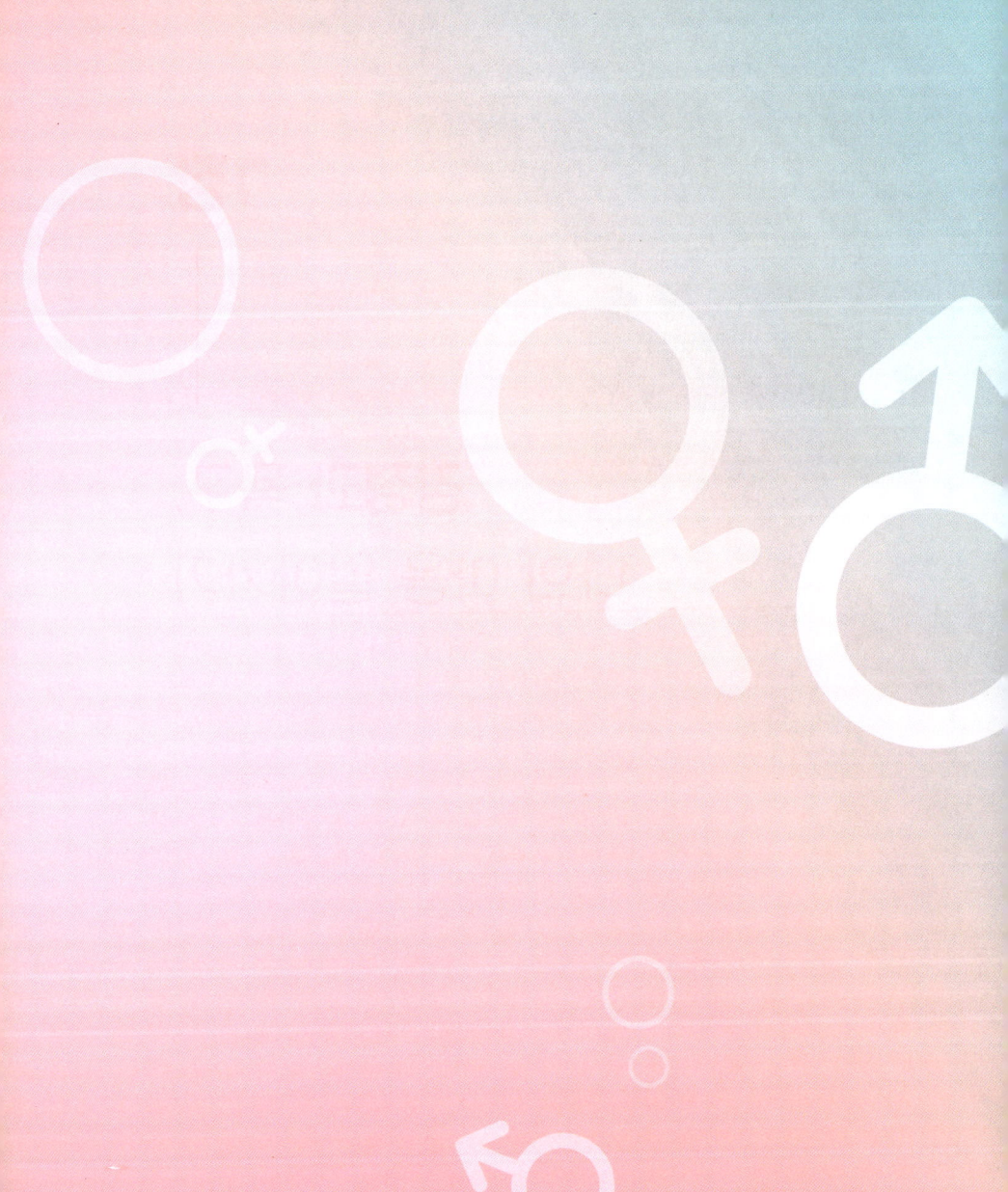

1. 사춘기 감정의 변화는 내가 성장하고 있다는 신호입니다

사춘기는 신체적, 정신적으로 큰 변화를 겪는 시기입니다. 이 과정에서 감정의 변화는 자연스러운 현상이며, 이는 내가 성장하고 있다는 신호입니다. 사소한 일에 기분이 급격히 변하거나, 이유 없이 불안하거나 우울한 감정을 느낄 수도 있습니다. 이는 신체 내부에서 호르몬 변화가 활발히 일어나기 때문입니다. 이러한 감정을 무조건 억누르거나 부정적으로 바라볼 필요는 없습니다. 오히려, 감정을 있는 그대로 인정하고 자신이 느끼는 감정이 무엇인지 이해하려는 노력이 중요합니다. 예를 들어, 화가 나거나 슬플 때, 이를 누군가에게 이야기하거나 글로 표현해보세요. 이런 과정을 통해 자신을 더 깊이 이해하고, 변화에 대해 긍정적으로 받아들일 수 있습니다.

감정을 이해하는 첫걸음은 자신에게 시간을 주는 것입니다. 감정을 분석하고 이름 붙이는 연습을 통해 내가 어떤 상태에 있는지를 파악하는 것이 중요합니다. "내가 왜 이렇게 화가 나는 걸까?", "지금 내가 불안한 이유는 뭘까?"와 같은 질문을 스스로에게 던져보세요. 또한, 부모님이나 선생님, 친구들과 대화하는 것도 도움이 됩니다. 감정의 변화는 혼자가 아니라 모든 사람이 겪는 일이므로, 이를 통해 공감을 나누고 위로를 받을 수 있습니다.

먼저, 사랑과 호기심은 인간관계를 더 깊이 이해하고 배우는 과정에서 중요한 역할을 합니다. 누군가에게 끌리거나 호감을 느낄 때, 이는 자신의 가치관과 관심사를 반영하기도 합니다. 이런 감정을 느낄 때, 스스로에게 정직하고 솔직하게 다가가세요. 그리고 상대방을 존중하며 감정을 표현하는 법을 익히는 것이 중요합니다. 예를 들어, 관심 있는 사람과 시간을 보내거나 대화를 나누는 것은 감정을 건강하게 표현하는 방법이 될 수 있습니다. 변화는 내가 성장하고 있다는 신호입니다.

1) 감정이란 무엇인가요?
감정의 정의와 중요성

감정은 우리가 느끼는 기분이나 상태를 의미하며, 이러한 감정을 이해하고 표현하는 것은 관계를 건강하게 만드는 데 중요한 역할을 합니다. 성교육에서는 감정을 인식하고, 적절히 표현하는 방법을 배우는 것이 중요합니다.

- 감정은 자연스러운 것이며, 이를 이해하고 존중하는 것이 중요합니다.
- 자신의 감정을 표현하고, 다른 사람의 감정을 이해하려는 태도가 필요합니다.
- 감정의 종류와 그에 따른 반응을 배웁니다.

2) 감정의 표현 방법

발달장애청소년은 감정을 표현하는 데 어려움을 겪을 수 있습니다. 적절한 방법으로 감정을 표현하는 것은 건강한 관계를 형성하는 데 중요한 부분입니다.

- 말로 감정을 표현하기 : 기쁨, 슬픔, 화남 등을 말로 표현할 수 있도록 돕습니다.
- 비언어적 표현 : 표정, 몸짓 등 비언어적 방법을 사용하여 감정을 표현할 수 있도록 합니다.
- 감정을 다루는 법 : 부정적인 감정을 적절하게 다루는 방법을 배웁니다.

3) 감정의 존중

다른 사람의 감정을 이해하고 존중하는 것은 건강한 관계를 유지하는 중요한 요소입니다. 발달장애청소년이 타인의 감정을 존중하는 방법을 배우는 것이 필요합니다.

- 감정을 판단하거나 비난하지 않고, 이해하려는 노력이 필요합니다.
- 타인의 감정을 배려하고, 상황에 맞는 반응을 할 수 있도록 돕습니다.
- 상대방의 감정을 확인하고 공감하는 방법을 배웁니다.

말로 표현하기 : "나는 지금 기뻐!", "나는 속상해."라고 솔직하

게 말하기

표정과 몸짓으로 표현하기 : 웃거나, 고개를 끄덕이거나, 기쁠 때 손뼉을 치는 것도 좋은 방법

글로 써보기 : 감정을 일기에 적거나 그림으로 표현하기

신뢰할 수 있는 사람에게 이야기하기 : 가족, 선생님, 친구에게 고민을 나누기

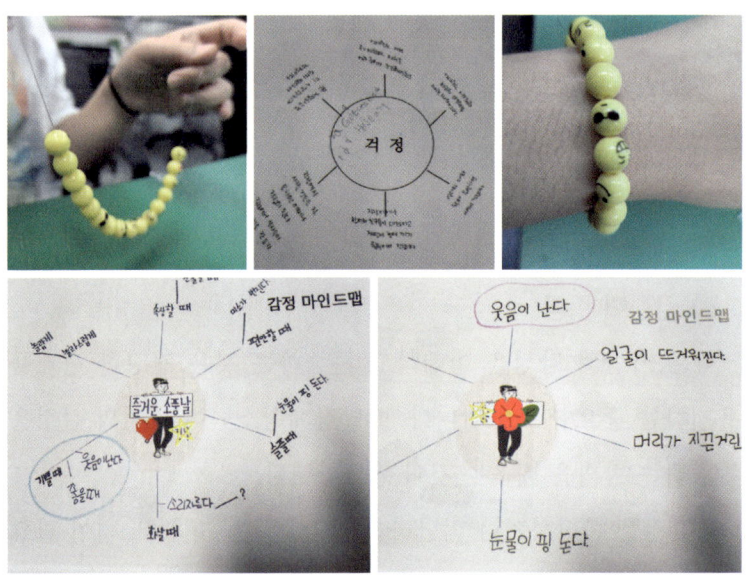

4) 공감이란 무엇일까요?

공감이란 다른 사람이 어떤 기분인지 이해하려고 노력하는 것입니다. 다른 사람의 감정을 이해하면 친구나 가족과 더 좋은 관계를 맺을 수 있어요.

친구가 슬퍼 보이면 "무슨 일 있어?"라고 물어보아요.
가족이 피곤해 보이면 "좀 쉬세요."라고 말할 수 있어요.
친구가 기쁜 일이 있을 때 함께 축하해 주면 좋아요.

5) 감정을 숨기면 어떻게 될까요?

감정을 솔직하게 표현하지 않으면 스트레스가 쌓이고, 화가 나거나 슬플 때 다른 사람과의 관계도 어려워질 수 있습니다. 특히 발달장애 청소년들은 감정을 숨기다가 폭발적으로 표현하는 경우가 많기 때문에, 평소에 감정을 잘 표현하는 연습을 하는 것이 중요합니다.

예시
좋은 예 : "나는 지금 화가 나. 조금 진정하고 이야기할게."
나쁜 예 : 아무 말 없이 참다가 갑자기 소리를 지르거나 물건을 던지기

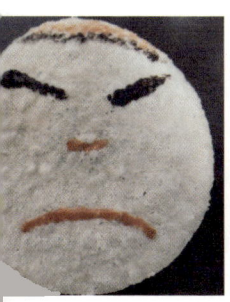 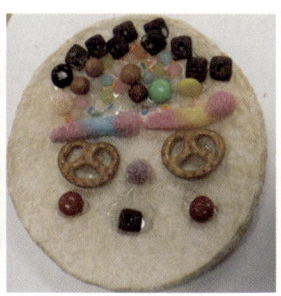 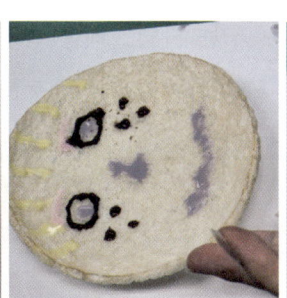 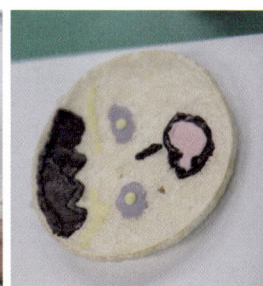

2. 사랑과 호기심,
   성적 욕구는 나의 일부임을 인정하고 건강하게 표현합니다

사랑과 호기심, 성적 욕구는 나의 일부임을 인정하고 건강하게 표현합니다.

사춘기가 되면 사랑에 대한 감정과 이성 혹은 동성에 대한 호기심이 커지기 시작합니다. 이는 매우 자연스러운 일이며, 인간으로서 성장 과정의 일부입니다. 성적 욕구 역시 건강한 삶의 일부로, 이를 인정하는 태도가 중요합니다. 이러한 감정을 억누르거나 부정하기보다는 올바르게 이해하고 표현할 수 있는 방법을 배우는 것이 필요합니다.

1) 성적 욕구란 무엇인가요?
(1) 성적 욕구의 정의

성적 욕구는 사람의 신체적, 감정적 상태에서 일어나는 성적인 감정이나 욕망을 의미합니다. 발달장애청소년은 자신의 성적 욕구를 이해하고, 이를 건강하게 표현하는 방법을 배울 필요가 있습니다.

- 성적 욕구는 자연스러운 감정이다.
- 성적 욕구를 이해하고 존중하는 것이 중요하다.
- 건강한 성적 표현 방법을 배우는 것이 필수적입니다.

(2) 성적 욕구의 변화

성적 욕구는 성인이 되면서 점차 변화할 수 있습니다. 발달장애청소년은 이러한 변화를 이해하고 적절히 다룰 수 있어야 합니다.

- 신체적 변화와 감정적 변화를 인식합니다.
- 성적 욕구를 적절히 다루는 법을 배웁니다.
- 건강한 관계를 위한 성적 태도를 발전시킵니다.

(3) 성적 욕구를 다루는 법

성적 욕구는 사회적 맥락과 개인적인 감정을 반영합니다. 이를 다루는 올바른 방법을 배우는 것이 중요합니다.

- 성적 욕구를 강제로 표현하거나 강요하지 않는다.
- 성적 욕구에 대해 올바르게 대화할 수 있도록 돕는다.
- 성적 욕구와 감정을 존중하는 방법을 배웁니다.

사랑과 호기심, 성적 욕구는 나의 일부임을 인정하고 건강하게 표현합니다.

사춘기가 되면 사랑에 대한 감정과 이성 혹은 동성에 대한 호기심이 커지기 시작합니다. 이는 매우 자연스러운 일이며, 인간으로서 성장 과정의 일부입니다. 성적 욕구 역시 건강한 삶의 일부로, 이를 인정하는 태도가 중요합니다. 이러한 감정을 억누르거나 부정하기보다는 올바르게 이해하고 표현할 수 있는 방법을 배우는 것이 필요합니다.

먼저, 사랑과 호기심은 인간관계를 더 깊이 이해하고 배우는 과정에서 중요한 역할을 합니다. 누군가에게 끌리거나 호감을 느낄 때, 이는 자신의 가치관과 관심사를 반영하기도 합니다. 이런 감정을 느낄 때, 스스로에게 정직하고 솔직하게 다가가세요. 그리고 상대방을 존중하며 감정을 표현하는 법을 익히는 것이 중요합니다. 예를 들어, 관심 있는 사람과 시간을 보내거나 대화를 나누는 것은 감정을 건강하게 표현하는 방법이 될 수 있습니다.

성적 욕구는 부끄럽거나 숨겨야 할 부분이 아닙니다. 대신, 이를 책임감 있게 관리하고 올바른 지식을 쌓는 것이 중요합니다. 성에 대한 궁금증이 생길 때, 신뢰할 수 있는 자료를 통해 정보를 얻거나 믿을 만한 어른에게 상담해보세요. 인터넷이나 친구들로부터 얻는 단편적인 정보는 때로 왜곡되거나 잘못된 지식을 전달할 수 있습니다. 올바른 성교육은 자신의 몸과 마음을 더 잘 이해하는 데 큰 도움이 됩니다. 무엇보다 자신과 타인을 존중하며, 서로의 경계를 지키는 태도가 중요합니다.

3. 감정과 욕구를 관리하고 균형 있게 받아들이는 법을 배웁니다

감정과 욕구는 우리 삶의 일부로, 이를 부정하거나 억제하려 하면 더 큰 스트레스를 받을 수 있습니다. 따라서 이를 균형 있게 받아들이고 건강하게 관리하는 방법을 배우는 것이 필요합니다. 첫 번째 단계는 자신의 감정과 욕구를 인정하는 것입니다.

"나는 지금 이러이러한 기분이구나", "이런 욕구가 생겼구나"라고 스스로를 인정하고 받아들이는 연습을 해보세요. 감정과 욕구를 부정하지 않으면, 이를 더 잘 다룰 수 있는 방법을 찾게 됩니다.

다음으로, 감정과 욕구를 관리하는 방법 중 하나는 긍정적인 활동에 집중하는 것입니다. 예를 들어, 스트레스를 받을 때 운동이나 취미 활동을 통해 감정을 해소할 수 있습니다. 또한, 명상이나 호흡법과 같은 마음을 안정시키는 방법을 배우는 것도 좋습니다. 욕구의 경우, 이를 무조건 억제하려 하기보다는 적절한 방법으로 해소하거나 방향을 전환하는 것이 중요합니다. 예를 들어, 과도한 성적 욕구를 느낄 때에는 다른 활동으로 관심을 돌리거나, 건강한 방식으로 이를 이해하는 방법을 찾아야 합니다.

균형 잡힌 삶을 위해서는 주변의 도움도 필요합니다. 친구, 가족, 상담사와 같은 신뢰할 수 있는 사람들과 대화하면서 감정과 욕구를 나누는 것은 큰 위로가 될 수 있습니다. 때로는 내가 느끼는 것이 혼란스러울 수 있지만, 이는 성장의 과정이라는 점을 기억하세요. 감정과 욕구를 적절히 관리할 수 있을 때, 자신감 있고 건강한 삶을 살 수 있습니다.

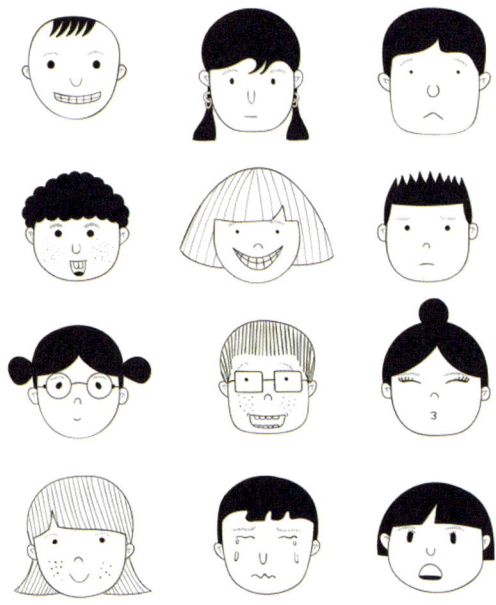

☆

1. 요즈음 강하게 느끼는 감정은 무엇인가요?

2. 감정을 표현하는 데 어려움이 있다면, 어떻게 해결할 수 있을까요?

8장

관계 속에서 나를 지키기

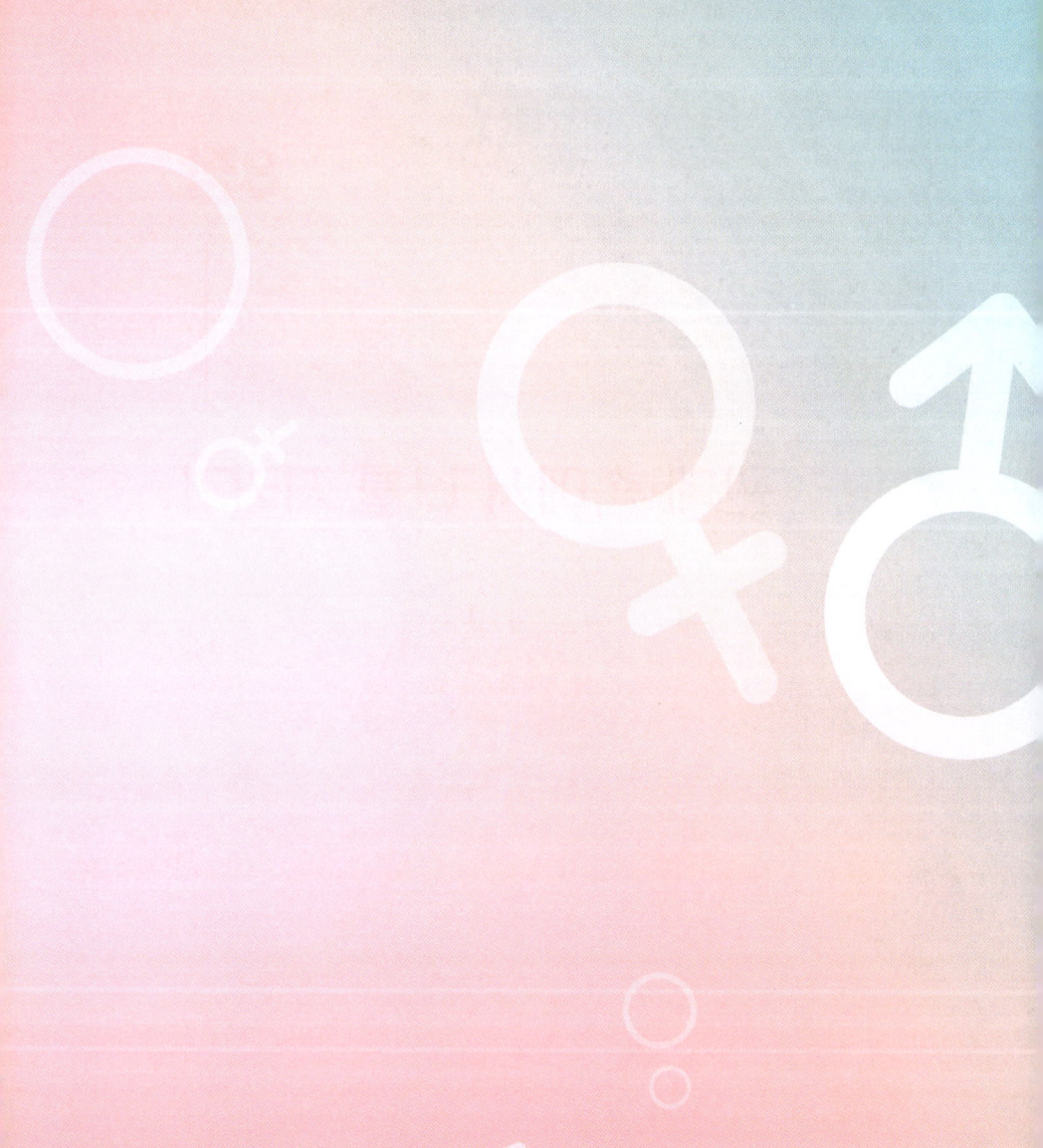

1. 건강한 관계는 서로의 경계를 존중하는 데서 시작됩니다

모든 관계에서 가장 중요한 요소는 서로의 경계를 존중하는 것입니다. 경계란 개인의 감정적, 신체적, 정신적, 안전을 지키기 위해 보이지 않는 선을 의미합니다. 건강한 관계는 이 경계를 서로 이해하고 존중하려는 태도에서 시작됩니다. 예를 들어, 친구가 자신의 공간이나 시간이 필요하다고 말했을 때 이를 존중해주는 것이 좋은 관계의 기본입니다. 경계를 지키는 것은 상대방뿐만 아니라 나 자신을 보호하기 위해서도 필요합니다. 내 감정을 솔직히 표현하고, 내가 편하지 않은 상황에서는 "아니요"라고 말할 수 있는 용기를 가지는 것이 중요합니다.

특히, 요즘은 디지털 공간에서도 경계를 존중하는 것이 중요합니다. 상대방의 허락 없이 사진이나 메시지를 공유하지 않고, 상대의 온라인 활동을 과도하게 감시하거나 간섭하지 않는 태도가 필요합니다. 또한, 상대방이 응답을 늦게 하거나 대화에 참여하지 않을 때 이를 개인적인 거절로 받아들이기보다는 그들의 상황과 경계를 존중하는 자세를 가져야 합니다.

1) 내 몸은 내가 결정해요

모든 사람은 자기 몸에 대한 결정권이 있습니다.

내 몸을 어떻게 관리할지, 누구와 어떤 접촉을 할지 스스로 결정할 수 있습니다.

- 내 몸을 누가 만질지 결정할 권리가 있어요.
- 싫은 것은 "싫어요"라고 말할 수 있어요.
- 누군가 내 몸을 함부로 대하면 도움을 요청할 수 있어요.

예를 들어, 친구가 갑자기 내 머리를 만지거나, 장난으로 내 몸을 툭툭 치면 나는 "하지 마!", "나는 불편해!"라고 말할 수 있습니다.

2) 동의(Consent)란 무엇일까요?

동의란, 어떤 행동을 하기 전에 상대방이 그것을 원하고 있는지 확인하는 것입니다.

서로가 동의한 행동만이 건강한 관계에서 이루어질 수 있습니다.

- 상대가 싫어하면 하지 않아요.
- "괜찮아?" "해도 될까?" 물어보는 것이 중요해요.
- 동의는 언제든지 바뀔 수 있어요.

예를 들어,
- 친구가 갑자기 안아도 될까요? → "기다려, 먼저 물어봐야 해!"
- "어제는 괜찮다고 했잖아!" → "오늘은 다를 수 있어!"

3) 내 몸을 보호하는 방법

누군가 내 몸을 불편하게 만들거나, 함부로 대하려고 할 때 어떻게 해야 할까요?

- 단호하게 거절하기 : "하지 마!", "그만해!"
- 불편한 상황에서 벗어나기 : 자리를 피하고 안전한 곳으로 가기
- 도움을 요청하기 : 부모님, 선생님, 신뢰할 수 있는 어른에게 이야기하기

누군가 내 몸을 만지려고 하면 "안 돼요!"라고 단호하게 말할 수 있습니다.

만약 말하기 어렵다면 그 장소를 피하고 믿을 수 있는 어른에게 도움을 요청해야 합니다.

성적 자기결정권이란?

성적 자기결정권은 내 성(性)에 관한 모든 것을 내가 스스로 결정할 수 있는 권리입니다.

이 권리는 나 자신뿐만 아니라, 다른 사람의 권리도 존중해야 합니다.

- 나는 내 성적 행동을 스스로 결정할 권리가 있어요.
- 나는 원하지 않는 성적 행동을 거부할 수 있어요.
- 다른 사람도 자신의 성적 결정권을 가지고 있어요.

내 권리를 빼앗기지 않으려면?

- "싫어요"라고 말할 수 있어야 해요.
- 누군가 강요하면 거절해야 해요.
- 이상한 제안을 받으면 부모님이나 선생님께 이야기해요.

만약 친구가 성적인 농담을 하거나, 이상한 사진을 보내면 "그런 이야기 하지 마!"라고 분명하게 말할 수 있어야 합니다.

나의 성적자기결정권은?

	설문 문항	(1점) 전혀 그렇지 않다.	(2점) 그렇지 않다.	(3점) 그렇다.	(4점) 다소 그렇다.	(5점) 매우 그렇다.
1	좋아하다가도 싫어지는 감정이 생길 수 있다는 것을 인정하고 받아들일 수 있다.					
2	나는 나의 성적 욕망이나 지식에 대해 상대에게 이야기할 수 있다.					
3	상대에게 화났을 때, 고마울 때 나의 감정을 상대에게 표현할 수 있다.					
4	상대가 어떻게 반응할지 걱정되더라도 감정을 감추거나 왜곡하지 않는다.					
5	상대의 일방적인 요구에 대해 '부당함'을 이야기할 수 있다.					
6	나는 원하지만, 상대가 싫다고 하면 강요하지 않고 상대의 의사를 존중한다.					
7	나는 여전히 좋아하는데, 상대는 헤어지려 할 때, 억지로 붙잡지 않는다.					
8	나는 나의 성적인 욕망에 대해 그대로 인정한다.					
9	나는 나에게 맞는 안전한 피임법에 대해 알고 있다.					
10	성적 욕망이 생기면 나름대로 해소할 수 있는 방법을 알고 있자.					
11	성관계의 의사 없이도 상대와 여행을 함께 할 수 있다.					
12	내 감정과 느낌이 소중한 만큼 상대의 상태를 충분히 고려할 수 있다.					

13	상대의 감정을 통제하기 위해 내 감정을 과장, 왜곡 표현하지 않는다.				
14	합의된 신체적 접촉(예:키스)을 하는 중에 내 맘대로 다른 행동을 하지 않는다.				
15	상대의 신체적 접촉에 대한 제안을 내가 원하지 않을 경우엔 거절할 수 있다.				
16	연애하고 싶은 사람이 생길 때, 상대에게 제안해 볼 수 있다.				
17	나는 사람을 사귈 때 '이 사람은 내 거다'라는 생각을 우선하지 않는다.				
18	내가 고백했을 때 상대가 관심 없다고 말해도, 자존심 상하지만 받아들일 수 있다.				
19	상대가 취해서 정신없을 때를 기회로 평소에 원했던 접촉을 시도하지 않는다.				
20	성적으로 끌리는 대상이 있으면, 상대방의 동의를 구하면서 성관계를 제안할 수 있다.				

【결과】

20개 문항의 점수를 합치세요.

93점 이상 : 파란불! 비교적 안전합니다. 실제 관계에서도 자신의 결정권을 존중받고 타인을 배려하기를 바라요.

80점~92점 : 노란불! 더 노력이 필요해요. 점수가 낮은 문항을 확인해주세요. 관계에서 무엇이 어려운가요?

80점 이하 : 빨간불! 위험! 훈련이 필요해요. 나의 권리를 포기하면서 상대방에게 맞추는 건 위험해요

〈출처: 한국여성민우회, 성적자기결정권 측정 설문지〉

2. 동의의 중요성과 거절의 의미를 정확히 이해하고 연습하도록 합니다

동의(consent)는 모든 인간관계에서 반드시 지켜져야 하는 원칙입니다. 동의란 두 사람 간에 이루어지는 모든 행동이 자발적이고 명확한 동의에 기반해야 한다는 것을 뜻합니다. 이는 단순히 낭만적이거나 성적인 관계뿐만 아니라 친구와의 약속, 가족 간의 의사소통에서도 적용됩니다. 상대방의 동의를 확인하지 않고 일방적으로 행동하는 것은 관계를 해치는 주요 원인이 될 수 있습니다.

동의를 요청하는 데 있어 중요한 것은 명확하고 구체적인 의사소통입니다. 예를 들어, "이걸 해도 될까?"라고 물었을 때 상대방이 분명하게 "네"라고 답하지 않는다면, 이는 동의로 간주될 수 없습니다. 또한, 상대방의 몸짓이나 표정이 불편함을 나타낸다면 그 신호를 존중하고 행동을 멈추는 것이 필요합니다.

동의의 유형에는 적극적 동의, 현재적 동의, 수평적 동의가 있습니다. 적극적 동의는 상대방이 명확하고 긍정적으로 동의를 표현하는 경우를 의미합니다. "그래, 좋다" 혹은 고개를 끄덕이는 명확한 표현이 이에 해당됩니다. 상대방이 명시적으로 동의를 표현하지 않았다면, 이는 동의로 간주할 수 없습니다. 현재적 동의는 동의가 지속적으로 이루어져야 함을 강조합니다. 처음에 동의했다고 해서 관계의 모든 순간에 동의가 유지되는 것은 아닙니다. 상대방이 동의를 철회하거나 불편함을 나타낼 경우,

즉시 행동을 멈추고 대화를 나누는 것이 중요합니다. 마지막으로, 수평적 동의는 관계 내에서 권력 차이나 강압적인 요소가 없는 상태에서 이루어지는 동의를 의미합니다. 상대방이 동의 여부를 결정할 때 어떤 압력도 느끼지 않도록 환경을 조성하는 것이 필수적입니다.

거절은 누구나 할 수 있는 권리이며, 거절을 받아들이는 것도 건강한 관계의 중요한 부분입니다. 누군가의 요청이나 제안에 거절의 의사를 표현하는 것은 내가 나를 지키는 방법입니다. 예를 들어, 친구가 억지로 무언가를 권할 때 "그건 나에게 편하지 않아"라고 말하는 연습을 통해 자신의 경계를 분명히 할 수 있습니다. 동시에, 상대방의 거절을 존중하고 이를 감정적으로 받아들이지 않는 성숙한 태도를 지니는 것이 필요합니다.

3. 존중과 배려를 통해 더 나은 관계를 만드는 방법을 생각해봅니다

존중과 배려는 모든 관계의 기반이 되는 요소입니다. 상대방을 존중한다는 것은 그들의 감정, 생각, 그리고 선택을 인정하고 받아들이는 것을 의미합니다. 존중은 단순한 예의 차원이 아니라, 상대방의 존재 자체를 가치 있게 여기는 태도에서 비롯됩니다. 예를 들어, 친구나 가족의 의견에 동의하지 않더라도 그들의 입장을 이해하려는 노력이 존중의 시작입니다.

배려는 상대방의 입장에서 생각하고 행동하는 데서 나옵니다. 작은 배려가 관계를 긍정적으로 변화시킬 수 있습니다. 예를 들어, 친구가 힘들어 보일 때 따뜻한 한마디를 건네거나, 가족 구성원이 필요로 하는 도움을 자발적으로 제공하는 것이 배려의 한 예입니다. 배려는 주고받는 것이 아니라 자연스럽게 실천하는 과정에서 관계의 신뢰를 형성합니다.

더 나은 관계를 위해서는 적극적인 소통도 필요합니다. 서로의 생각과 감정을 솔직하게 나누면서 오해를 줄이고 공감대를 형성할 수 있습니다. 예를 들어, 갈등이 생겼을 때 이를 회피하기보다는 열린 마음으로 대화하는 것이 중요합니다. 또한, 상대방의 말을 경청하고, 그들의 이야기를 끊지 않으며 끝까지 들어주는 태도를 지니는 것도 소통을 원활하게 만드는 방법 중 하나입니다.

결국, 건강한 관계는 서로를 존중하고, 동의를 구하며, 배려를 실천하는 작은 행동에서 시작됩니다. 나 자신과 상대방 모두가 안전하고 편안하게 느낄 수 있는 관계를 만들기 위해 이러한 요소들을 일상 속에서 꾸준히 연습하고 실천해보세요.

성적 동의(consent)는 단순한 허락의 개념을 넘어, 개인의 신체적, 정서적, 법적 권리를 존중하는 핵심 원칙입니다. 이를 보다 전문적으로 접근하기 위해, 동의의 다양한 유형과 동의가 이루어지지 않을 경우 발생할 법적 처벌까지 설명하겠습니다.

1) 동의(Consent)의 핵심 개념

성적 동의는 자발적이며(Voluntary), 명확하고(Clear), 지속적이며(Continuous), 철회할 수 있어야(Revocable) 합니다. 이를 기반으로 성적 동의를 다음과 같이 세부적으로 나눌 수 있습니다.

(1) 적극적 동의(Enthusiastic Consent)
- 침묵이나 수동적 반응이 아닌, 명확하고 긍정적인 표현으로 동의를 확인하는 것.
- "그래, 좋아!" "나도 원해!" 등 적극적인 표현이 중요함.
- 상대방이 마지못해 응하거나 분위기에 휩쓸리는 것은 동의가 아님.

예시)

상대가 무반응하거나 "응…"같은 모호한 반응을 보임
→ 동의 아님
"정말 하고 싶어!" "이렇게 하면 좋겠어!"
→ 동의 인정

(2) 현재적 동의(Present Consent)
- 동의는 순간마다 확인되어야 하며, 과거의 동의가 현재의 동의를 의미하지 않음.
- 이전에 관계를 가졌다고 해서 이후에도 자동적으로 동의한 것이 아님.

· 언제든 철회 가능하며, 상대방이 싫어하면 즉시 멈춰야 함.

예시)

"예전에 했으니까 오늘도 괜찮겠지?"

→ 동의 아님

"지금도 괜찮아?" "이렇게 해도 돼?"

→ 동의 확인 필요

(3) 수평적 동의(Mutual & Equal Consent)

· 관계에서 힘의 차이(권력 차이, 연령 차이, 위계 관계 등)가 없어야 함.
· 상급자-부하, 교수-학생, 성인-미성년자, 장애인-비장애인 등의 관계에서는 동의가 왜곡될 가능성이 높음.
· 동의는 상호적(mutual)이고 대등한(equal) 관계에서 이루어져야 함.

예시)

직장 상사가 부하 직원에게 성적 요구

→ 권력 차이로 인해 동의 성립 X

같은 지위의 동료끼리 명확한 의사를 확인하며 동의

→ 동의 성립 가능

2) 동의가 이루어지지 않았을 때 법적 처벌

동의 없는 성적 행위는 법적으로 강력한 처벌을 받을 수 있습니다. 주요 법적 처벌 내용을 정리하면 다음과 같습니다.

(1) 강간 및 준강간(형법 제297조, 제299조)
- 상대방의 동의 없이 성관계를 맺는 경우 강간죄 적용.
- 술, 약물, 정신적 장애 등으로 저항할 수 없는 상태에서 성적 행위를 하면 준강간죄 적용.
- 법적 처벌 : 최소 3년 이상의 유기징역(강간), 2년 이상의 유기징역(준강간).

(2) 강제추행 및 준강제추행(형법 제298조, 제299조)
- 동의 없이 상대방의 신체를 만지는 행위(성추행)는 강제추행죄.
- 상대가 술이나 약물에 취해 저항할 수 없는 상태에서 신체 접촉을 하면 준강제추행죄 적용.
- 법적 처벌 : 10년 이하의 징역 또는 1,500만 원 이하의 벌금

(3) 권력형 성범죄(업무상 위력 등에 의한 간음, 형법 제303조)
- 상사, 교수, 감독 등 권력 관계를 이용하여 성관계를 강요할 경우 성립.
- 법적 처벌 : 5년 이하의 징역 또는 1,500만 원 이하의 벌금.

(4) 미성년자 성범죄(아동·청소년의 성보호에 관한 법률)

- 만 13세 미만 아동과의 성적 행위는 동의 여부와 상관없이 강간죄.
- 13세~16세 청소년과의 성관계도 위계·위력(권력 차이)이 개입되었다면 처벌.
- 법적 처벌 : **최소 5년 이상의 유기징역(강간), 3년 이상의 징역(준강간).**

3) 동의 교육에서 강조해야 할 핵심 포인트

(1) "아니요"를 말할 권리 : 상대방이 거절할 때 이를 존중해야 함.
(2) "술이나 약물 상태에서는 동의가 성립되지 않음" : 취한 상태에서는 어떤 동의도 유효하지 않음.
(3) "과거의 동의가 현재의 동의가 아님" : 한 번 동의했다고 계속 동의한 것이 아님
(4) "권력 차이가 있는 관계에서는 동의가 왜곡될 가능성이 큼" : 직장, 학교, 보호시설 등에서 권력을 이용한 성적 요구는 동의로 인정되지 않음.

성적 동의는 단순히 "예"라고 말하는 것이 아니라, 자발적·명확·지속적·철회 가능하며 대등한 관계에서 이루어져야 합니다. 이를 위반할 경우 심각한 법적 처벌이 따른다는 점을 분명히 교육해야 합니다.

어린이 및 청소년
- "동의"를 놀이와 일상에서 가르치기(예: 친구의 장난감을 빌릴 때 허락 구하기)
- 신체적 경계를 이해시키기(예: "손잡아도 될까?" 질문 연습)
- "예"와 "아니오"를 말할 권리 강화

청소년 및 성인
- 롤플레잉(역할극)을 활용한 상황 연습
- 명확한 동의 표현법 익히기("괜찮아?" "좋아?" 같은 표현 사용)
- 술이나 약물 등의 영향을 받을 경우 동의가 성립되지 않음을 강조

성적 동의와 법적 책임
- 법적 관점에서도 동의의 개념이 중요합니다.
- 미성년자의 동의 연령(Age of Consent) : 성적 동의가 가능한 법적 연령을 명확히 이해하도록 교육.
- 술이나 약물에 취한 상태에서는 동의가 유효하지 않음을 강조
- 강압, 협박, 관계 권력 차이에 의한 동의는 인정되지 않음

동의 교육에서 강조해야 할 점
- 동의는 상대방을 존중하는 기본적인 인간관계의 요소임.
- 성적 동의뿐만 아니라 모든 관계(가족, 친구, 직장 등)에서도 필요함.

- 동의는 언제든 철회할 수 있으며, 상대방의 감정을 고려해야 함.

성적인 강요와 성범죄 예방

사춘기가 되면 성에 대한 관심이 많아지고, 성적인 호기심이 생길 수 있습니다. 하지만 성적인 행동은 반드시 동의가 있을 때만 이루어져야 합니다.

- 내가 원하지 않는 성적인 행동을 강요받는다면?
- 단호하게 거절해요. "그만해!"
- 믿을 수 있는 어른에게 바로 이야기해요.
- 안전한 장소로 피해서 도움을 요청해요.

성적인 강요나 범죄가 의심되는 상황에서는 혼자 해결하려 하지 말고 어른에게 도움을 요청해야 합니다.

4. 인터넷 속 내 권리

온라인에서도 내 몸과 권리는 중요해요

인터넷을 통해 사람들과 연결되는 것은 재미있고 편리합니다. 하지만 온라인에서도 내 몸과 권리는 보호받아야 합니다.

- 내 사진을 함부로 올리거나 보내지 않아요.

- 모르는 사람과 개인적인 정보를 공유하지 않아요.
- 불쾌한 메시지를 받으면 차단하고 신고해요.

불법 촬영물과 개인정보 보호
- 누군가 내 사진을 몰래 찍거나 공유하면 불법이에요.
- 내 사진이나 동영상을 허락 없이 퍼뜨리면 범죄예요.
- 내 개인정보(전화번호, 주소, 학교)를 함부로 알려주지 않아요.

만약 이상한 사진이나 메시지를 받으면?
- 바로 부모님이나 선생님께 이야기해요.
- 차단하고 신고해요.
- 혼자 고민하지 말고 도움을 요청해요.

건강한 인터넷 사용 습관
- 모르는 사람이 친구 요청을 하면 수락하지 않아요.
- 불쾌한 말을 듣거나 보면 바로 차단하고 신고해요.
- 내 몸을 소중히 여기는 만큼, 온라인에서도 내 권리를 지켜요.

마무리하며,
이번 장에서는 내 몸을 지킬 권리, 성적 자기결정권, 그리고 온라인에서의 안전을 배웠습니다.

내 몸은 나만의 것이며, 누구도 강요하거나 함부로 대할 수 없습니다.

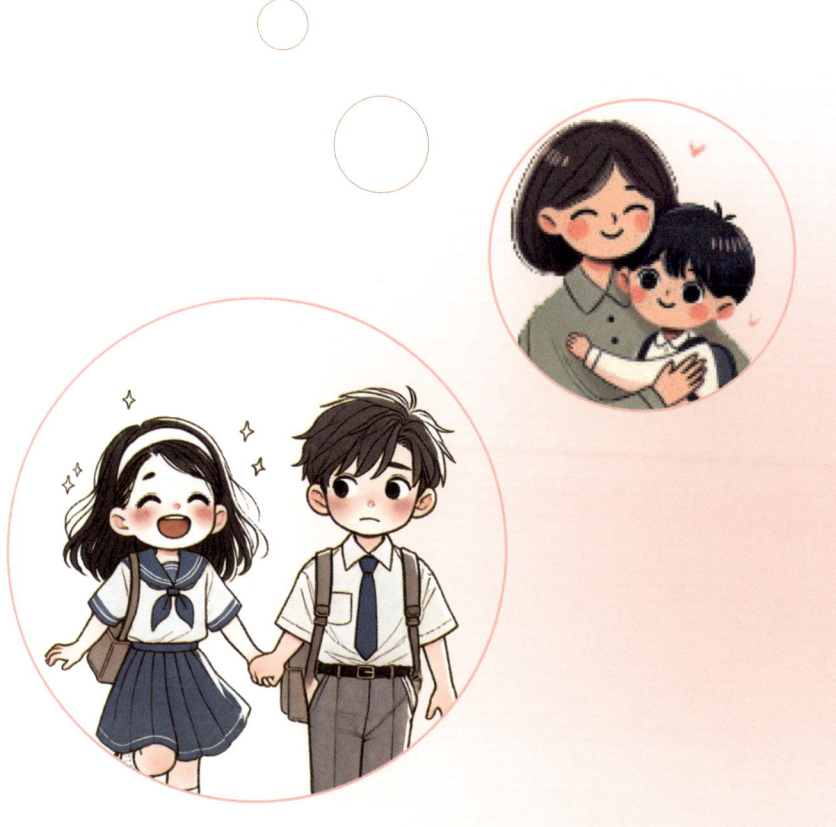

☆
1. 친구나 가족과의 관계에서 가장 소중하게 생각하는 가치는 무엇인가요?

2. 누군가가 나의 경계를 넘으려 할 때, 어떻게 대처해야 할까요?

# 9장

성, 건강,
반드시 알아야 할 기본

1. 피임은 나와 타인의 건강을 지키는 가장 기본적인 방법입니다

피임은 개인의 삶에서 중요한 결정을 내리는 과정에서 필수적인 역할을 합니다. 이는 단순히 원치 않는 임신을 방지하는 것을 넘어, 개인의 신체적, 정신적, 사회적 건강을 지키는 중요한 수단으로 작용합니다. 피임은 서로의 신뢰와 책임감을 바탕으로 건강한 관계를 형성하는데 기여하며, 성병 예방 측면에서도 매우 효과적인 방법을 제공합니다. 적절한 피임 방법을 선택하고 실천함으로써, 개인은 자신의 건강을 보호하고 더 나아가 사회적 비용을 줄이는 데 기여할 수 있습니다.

피임은 건강한 성생활을 유지하기 위한 필수적인 요소입니다. 피임의 목적은 원치 않는 임신을 방지하는 것뿐만 아니라 성병(성 매개 감염)의 위험을 줄이는 데에도 있습니다. 최근 의료 기술의 발전으로 다양한 피임 방법이 개발되었으며, 각 방법의 장단점을 이해하고 적절히 활용하는 것이 중요합니다.

대표적인 피임 방법으로는 다음과 같습니다.

	특징
콘돔	사용이 간편하며 성병 예방 효과까지 있어 성 건강을 지키는 데 효과적. 유통기한 확인과 정확한 착용이 필수.
경구피임약	여성의 호르몬을 조절하여 임신을 예방하며, 정기적 복용이 필수. 복용 전 전문의 상담 필요
자궁내 장치 (IUD)	한번 삽입으로 장기간 피임 효과를 제공하며, 편리함과 지속성을 겸비한 방법. 의료 진문기에 의해 삽입 및 제거.
피임 주사	3개월에 한 번씩 주사를 맞아 호르몬으로 임신 방지. 매일 약 복용이 어려운 사람들에게 적합하며 전문의의 지도가 필요.

성병은 예방할 수 있습니다. 예방 방법과 대처법을 알아봅시다.

성병은 예방이 가능한 질환이며, 예방을 위해 성 건강에 대한 지식과 실천이 필요합니다. 가장 기본적인 예방 방법은 콘돔 사용입니다. 콘돔은 HIV, 임질, 클라미디아, 헤르페스 등의 성병 전파를 효과적으로 차단할 수 있습니다. 성관계를 가지기 전, 상대방과 건강 상태에 대해 솔직하게 대화하고, 성병 검사를 정기적으로 받는 것도 중요합니다.

성병의 증상은 무증상일 때도 많기 때문에, 성적으로 활발한 사람은 정기적인 검진을 통해 자신의 상태를 확인해야 합니다. 특히, 클라미디아와 같은 일부 성병은 조기에 발견하여 치료하지 않으면 불임 등의 심각한 합병증으로 이어질 수 있습니다. 성병이 의심될 경우, 즉시 의료기관을 방문하여 정확한 진단과 치료를 받아야 하며, 치료가 끝날 때까지 성관계를 피하는 것이 필요합니다.

또한, 최근에는 HPV(인유두종바이러스) 백신이 성병 예방에 중요한 역할을 하고 있습니다. HPV 백신은 자궁경부암뿐만 아니라 생식기 사마귀를 포함한 여러 질환을 예방하는 데 효과적입니다. 청소년기나 젊은 나이에 접종하는 것이 권장되며, 성인도 전문의와 상담 후 백신을 맞을 수 있습니다.

성병의 주요 종류와 특징

성병종류	특징
HIV/AIDS	면역 체계를 파괴하며 치료는 가능하지만 완치는 불가능함. 예방이 가장 중요.
클라미디아	초기 증상이 거의 없으며 치료하지 않으면 불임 등의 합병증을 초래할 수 있음.
임질	생식기, 직장, 목구멍에 감염을 일으키며 배뇨 시 통증이 흔한 증상. 치료 가능.
매독	감염 초기에 궤양이 생기며 방치 시 심장, 신경계 등 전신에 영향을 줄 수 있음.
헤르페스	입술 또는 생식기 주변에 물집이 생기며 완치는 불가능하지만 재발 방지가 가능.
HPV	자궁경부암 및 생식기 사마귀를 유발하며 백신을 통해 예방 가능.
트리코모나스	기생충 감염으로 인해 가려움증, 분비물 증가 등이 나타나며 치료 가능.

성 건강을 유지하기 위해 우리가 생활 속에서 실천해야 할 것들을 배웁니다. 성 건강을 유지하기 위해서는 올바른 생활 습관과 예방적인 실천이 중요합니다.

첫째, 규칙적인 건강검진은 필수입니다. 특히, 성관계가 있는 사람이라면 정기적으로 성병 검사를 받고, 자신의 건강 상태를 점검하는 것이 중요합니다.

둘째, 위생 관리에 신경 써야 합니다. 성관계 전후에 청결을 유지하고, 개인 위생용품(예: 속옷, 수건)을 공유하지 않는 습관을 지녀야 합니다.

셋째, 성교육을 통해 성 건강에 대한 올바른 지식을 쌓는 것도 중요합니다. 특히, 청소년기에는 성에 대한 올바른 정보를 접하고 건강한 성가치관을 형성하는 것이 미래의 성 건강에 큰 영향을 미칩니다. 성교육은 성병 예방, 피임 방법, 관계에서의 동의와 존중 등 다양한 주제를 포함해야 합니다.

넷째, 심리적 건강도 성 건강의 중요한 부분입니다. 스트레스 관리, 긍정적인 자아 이미지 형성, 건강한 관계 유지 등은 성 건강에 영향을 미칩니다. 성에 대해 불안이나 스트레스를 느낀다면 전문가의 도움을 받는 것도 좋은 방법입니다.

마지막으로, 성 건강에 대한 대화를 터부시하지 않는 사회적 분위기를 만드는 것이 필요합니다. 성 건강은 누구나 누릴 권리이며, 이를 위해 필요한 정보와 자원을 자유롭게 접근할 수 있어야 합니다. 개인적인 실천과 함께 사회적 인식을 개선해 나가며,

모두가 건강한 성생활을 영위할 수 있는 환경을 만들어나가는 것이 중요합니다.

2. 성병은 예방할 수 있습니다
예방 방법과 대처법을 알아봅니다

성병은 예방이 가능한 질환이며, 성병 예방을 위해서는 성 건강에 대한 지식과 실천이 필요합니다. 가장 기본적인 예방 방법은 콘돔 사용입니다. 콘돔은 HIV, 임질, 클라미디아, 헤르페스 등의 성병 전파를 효과적으로 차단할 수 있습니다. 성관계를 가지기 전, 상대방과 건강 상태에 대해 솔직하게 대화하고, 성병 검사를 정기적으로 받는 것도 중요합니다.

성병의 증상은 무증상일 때도 많기 때문에, 성적으로 활발한 사람은 정기적인 검진을 통해 자신의 상태를 확인해야 합니다. 특히, 클라미디아와 같은 일부 성병은 조기에 발견하여 치료하지 않으면 불임 등의 심각한 합병증으로 이어질 수 있습니다. 성병이 의심될 경우, 즉시 의료기관을 방문하여 정확한 진단과 치료를 받아야 하며, 치료가 끝날 때까지 성관계를 피하는 것이 필요합니다.

성병(STI)은 예방이 가능하며, 다음과 같은 예방 수칙을 지키는 것이 중요합니다.

- **올바른 지식 습득** : 성병에 대한 정확한 정보를 학습하여 감염 위험을 인지합니다.
- **콘돔 사용** : 성접촉 시 항상 콘돔을 사용하여 감염 위험을 감소시킵니다.
- **성교 후 위생 관리** : 성교 후 즉시 외부 생식기 부위를 깨끗이 씻어 감염 위험을 줄입니다.
- **파트너와의 소통** : 성병 감염 시 파트너에게 알리고, 파트너의 감염 여부를 확인합니다.

성 건강을 유지하기 위해 우리가 생활 속에서 실천해야 할 것들을 배웁니다. 성 건강을 유지하기 위해서는 올바른 생활 습관과 예방적인 실천이 중요합니다.

첫째, 규칙적인 건강검진은 필수입니다. 특히, 성관계가 있는 사람이라면 정기적으로 성병 검사를 받고, 자신의 건강 상태를 점검하는 것이 중요합니다.

둘째, 위생 관리에 신경 써야 합니다. 성관계 전후에 청결을 유지하고, 개인 위생용품(예: 속옷, 수건)을 공유하지 않는 습관을 지녀야 합니다.

셋째, 성교육을 통해 성 건강에 대한 올바른 지식을 쌓는 것도 중요합니다. 특히, 청소년기에는 성에 대한 올바른 정보를 접하고 건강한 성가치관을 형성하는 것이 미래의 성 건강에 큰 영향을 미칩니다. 성교육은 성병 예방, 피임 방법, 관계에서의 동의와 존중 등 다양한 주제를 포함해야 합니다.

3. 성 건강을 유지하기 위해
　 우리가 생활 속에서 실천해야 할 것을 배웁니다

성 건강을 유지하기 위해 일상에서 다음과 같은 습관을 실천하는 것이 좋습니다.

- **규칙적인 운동** : 매일 30분 이상 중간 강도의 유산소 신체 활동을 통해 신체 건강을 유지합니다.
- **균형 잡힌 식사** : 영양소가 풍부한 식단을 유지하여 면역력을 강화합니다.
- **정기적인 건강검진** : 정기적으로 건강검진을 받아, 조기에 이상을 발견하고 대처합니다.
- **스트레스 관리** : 명상이나 취미 활동 등을 통해 스트레스를 효과적으로 관리합니다.
- **충분한 수면** : 하루 7~8시간의 수면을 통해 신체 회복과 면역력 증진을 도모합니다.

이러한 생활 습관을 통해 전반적인 건강을 향상시키고, 성 건강 또한 유지할 수 있습니다.

☆
1. 성 건강을 위해 지금 당장 실천할 수 있는 행동은 무엇일까요?
2. 피임과 성병 예방에 대해 더 알고 싶은 정보가 있나요?

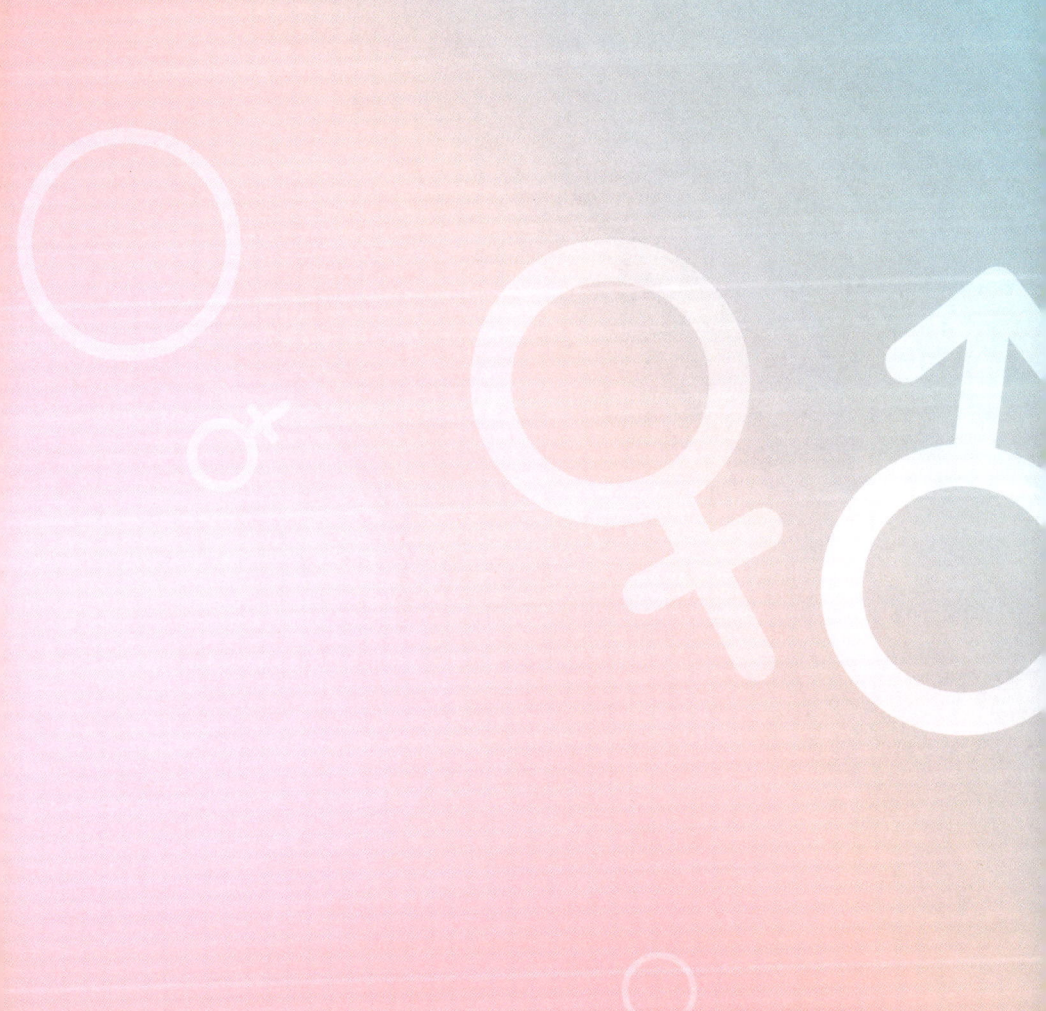

10장

디지털 시대의 성 윤리

1. 디지털 성범죄의 증가

최근에는 딥페이크 기술을 이용한 디지털 성범죄가 급증하고 있습니다. 2023년 1월부터 9월까지 딥페이크 성범죄 혐의로 검거된 피의자의 약 84%가 10대였으며, 이 중 20%는 14세 미만의 촉법소년이었습니다. 특히, 전 세계 딥페이크 성착취물의 98%가 한국에서 제작되었다는 조사 결과는 심각성을 더합니다.

분석 : 디지털 기술의 발전과 함께 청소년들이 이러한 기술을 악용하는 사례가 늘어나고 있습니다. 이는 교육과 법적 대응의 필요성을 강조하며, 특히 청소년 대상의 디지털 성범죄 예방 교육과 엄격한 법 집행이 요구됩니다.

2025년 2월에는 텔레그램에서 '목사방'을 운영하며 성착취물을 제작·유포한 김OO이 구속기소되었습니다. 피해자는 총 234명으로, 이 중 159명이 10대였습니다. 김 씨는 피해자들에게 신상 정보를 유포하겠다고 협박하여 나체 영상을 받아내고, 이를 통해 성폭행까지 저지른 것으로 드러났습니다.

분석 : 이 사건은 온라인 플랫폼을 이용한 조직적 성범죄의 심

각성을 보여줍니다. 피해자 중 다수가 미성년자라는 점에서, 청소년 보호를 위한 온라인 환경의 개선과 강력한 법적 제재가 필요합니다.

2. 디지털 환경에서는
　 나의 정보와 이미지를 지키는 것이 중요합니다

디지털 기술의 발전은 우리의 삶을 혁신적으로 변화시켰습니다. 특히 인터넷과 스마트폰의 보급으로 인해 정보의 공유와 소통이 실시간으로 이루어지면서, 성(性)과 관련된 문제도 새로운 형태로 나타나고 있습니다. 개인정보 보호, 성적 이미지의 무단 유포, 불법촬영의 영향, 그리고 온라인 성범죄 등 다양한 윤리적 문제가 대두되고 있습니다. 디지털 환경에서 성 윤리를 지키는 것은 단순히 개인의 선택이 아니라 사회적 책임이며, 이는 모두가 함께 고민해야 할 문제입니다.

1) 개인정보와 성적 이미지 보호의 중요성

디지털 환경에서는 한 번 공유된 정보나 이미지는 삭제가 어렵고, 순식간에 퍼질 수 있습니다. 특히 성적인 이미지나 개인정보가 유출될 경우, 이는 심각한 프라이버시 침해와 사회적 낙인으로 이어질 수 있습니다. 성적 이미지나 영상이 악용되는 대표적인 사례로는 디지털 성범죄가 있습니다.

- **딥페이크(Deepfake)** : 인공지능(AI)을 이용해 특정 인물의 얼굴을 포르노 영상에 합성하는 기술로, 최근 급격히 증가하고 있습니다.
- **불법 촬영물 유포** : 동의 없이 촬영된 영상이나 사진이 온라인에서 공유되는 문제도 심각합니다.

2) 나의 정보와 이미지 보호하는 방법

SNS와 메신저 사용 시 주의점
- 성적 이미지나 민감한 정보를 온라인에 공유하지 않습니다.
- 강력한 비밀번호를 설정하고, 2단계 인증을 활성화합니다.
- 알 수 없는 링크를 클릭하지 않고, 피싱 사기를 조심합니다.

온라인 성범죄 예방을 위한 실천
- 의심스러운 요청을 받으면 즉시 차단하고 신고합니다.
- 개인정보 보호 설정을 철저히 관리합니다.
- 불법 촬영물 유포를 발견하면 경찰청 사이버 수사대나 관련 기관에 신고합니다.

3. 성적표현물은 현실을 왜곡시킬 수 있다는 점을 명심해야 합니다

1) 성적표현물이 미치는 영향
성을 왜곡된 방식으로 묘사하는 경우가 많아, 현실과 다른 성

인식을 형성할 위험이 있습니다. 특히 청소년이나 성적 가치관이 확립되지 않은 사람들에게는 왜곡된 성 개념을 심어줄 수 있습니다.

	미치는 영향
비현실적인 성 이미지	- 영상 속 배우들의 외모와 성적 능력은 현실과 다릅니다. - 인간의 성은 감정, 소통, 동의 등이 중요한 요소이지만, 포르노는 이를 간과합니다.
성 역할 고정관념 강화	- 남성과 여성의 성 역할을 극단적으로 묘사하며, 성적 대상화가 심각합니다. - 여성의 동의 없이 이루어지는 행동이 미화되는 경우도 있어, 성폭력 문화를 조장할 위험이 있습니다.
중독성과 강한 자극의 문제	- 강한 자극에 익숙해지면서 점점 더 강한 영상을 찾게 되는 포르노 중독이 발생할 수 있습니다. - 실제 인간관계에서 성적 만족을 느끼기 어려워질 가능성이 있습니다.

2) 성착취물(음란물)에 대한 비판적 사고 기르기

성교육을 통한 올바른 성 인식 형성

건강한 성관계는 상호 존중과 동의를 기반으로 이루어진다는 점을 교육해야 합니다.

현실과 성착취물의 차이를 이해하도록 돕는 미디어 리터러시 교육이 필요합니다.

성표현물을 접할 때, 그 내용이 여성이나 특정 집단을 대상화하거나 폭력적인 요소를 포함하고 있는지 고민해야 합니다.

음란물이 자신의 현실적인 성생활이나 인간관계에 부정적인 영향을 미치고 있는지 점검해야 합니다.

4. 온라인 공간에서도 성 윤리를 지키는 방법을 배우고 실천해봅니다

1) 디지털 환경에서 성 윤리를 지키는 이유

디지털 공간에서도 현실과 마찬가지로 존중과 배려가 필요합니다. 온라인에서의 행동은 익명성 뒤에 숨어 있더라도 타인에게 큰 영향을 미칠 수 있습니다.

온라인 성희롱과 성적 괴롭힘 방지

- 성적인 농담이나 불쾌한 메시지를 보내지 않습니다.
- 상대방이 불쾌감을 표현하면 즉시 사과하고 행동을 수정해야 합니다.
- 불법 촬영물 소비하지 않습니다.
- 몰래 촬영된 영상, 딥페이크 합성물, 불법 유출된 성적 콘텐츠를 소비하지 않습니다.
- 피해자가 생기지 않도록 적극적으로 신고하고, 공유를 막아야 합니다.

2) 건강한 디지털 성 문화를 위한 실천 방법

디지털 성 윤리의 기본 원칙

- 타인의 동의를 받지 않은 콘텐츠는 공유하지 않습니다.
- 성적 대상화나 차별적인 콘텐츠에 문제의식을 가집니다.
- 피해자를 조롱하지 않고, 공감하며 보호하는 문화를 만듭니다.

실천할 수 있는 행동

- 디지털 환경에서 성 윤리에 대한 교육을 지속적으로 받습니다.
- 부적절한 콘텐츠나 행위를 발견하면 적극적으로 신고하고 대응합니다.
- 건강한 성 문화 형성을 위해 주변과 대화하고 논의합니다.

결론

디지털 시대에서 성 윤리는 단순한 개인의 선택이 아니라, 모두가 함께 만들어가는 사회적 가치입니다. 개인정보 보호, 포르노그래피의 문제 인식, 그리고 온라인에서의 올바른 행동은 건강한 성 문화를 형성하는 데 중요한 역할을 합니다.

우리는,
- 나의 정보와 이미지를 보호하는 법을 배우고 실천하며,
- 성적표현물, 성착취물이 현실을 왜곡할 수 있다는 점을 인

식하고 비판적으로 사고하며,

- 온라인에서도 성 윤리를 지키며 존중하는 태도를 지녀야 합니다.

디지털 공간에서도 책임 있는 행동을 통해, 더 안전하고 건강한 성 문화를 만들어나가는 것이 필요합니다. 이제 우리는 어떤 선택을 해야 할지 고민해 봐야 합니다. 당신은 온라인에서 성 윤리를 지키기 위해 어떤 노력을 하고 있나요?

디지털 성범죄 예방 교육 강의 계획서

대   상 : 비장애 청소년 및 발달장애 청소년
시   간 : 1시간
진행자 : 선생님(사회복지사) 및 보호자

	내용	비고
도입	"안녕하세요! 우리는 매일 휴대폰과 컴퓨터를 사용하면서 많은 사람과 연결되죠. 그런데 혹시 인터넷에서 조심해야 할 것이 뭐가 있을까요?" (학생들 반응 유도, 손들기 또는 자유로운 대답 허용) 교사(부모) : "오늘은 디지털 성범죄에 대해 알아볼 거예요. 디지털 성범죄는 인터넷에서 나와 친구들이 안전하게 지내기 위해 꼭 알아야 하는 주제예요." (퀴즈 진행 : 간단한 OX 퀴즈) "SNS에 올린 사진은 내가 삭제하면 완전히 사라진다? (X)" "모르는 사람이 연락하면 무조건 답해야 한다? (X)"	
전개	**1) 디지털 성범죄란?** 교사(부모) : "디지털 성범죄는 온라인에서 타인의 동의 없이 성적인 사진이나 영상을 공유하거나 강요하는 행동이에요." (그림 자료나 카드 사용하여 사례 설명) 교사(부모) : "예를 들어, 어떤 친구가 장난으로 친구의 사진을 찍어 다른 사람에게 보낸다면 이건 괜찮을까요?" (학생들 반응 듣고 정리하기 : 동의 없이 사진을 보내는 것은 잘못된 행동임을 강조) **2) 내 개인정보와 이미지를 보호하는 방법** 교사(부모) : "여러분, SNS에서 친구 추가할 때 꼭 아는 사람만 추가하나요?" (학생들 반응 유도) 교사(부모) : "내 정보를 안전하게 지키려면 어떻게 해야 할까요?" - 강한 비밀번호 설정 - 모르는 사람과 사진 공유하지 않기 - 이상한 메시지 받으면 부모님이나 선생님께 말하기 (학생들에게 "나를 보호하는 한 가지 방법"을 말해보게 함) **3) 성 윤리와 존중하는 태도 기르기** 교사(부모) : "우리가 온라인에서 누군가에게 성적인 사진을 보내거나 요구하면 어떤 일이 생길까요?" (학생들 의견 듣기 후 정리) 역할극 진행 학생 1 : "나랑 사귀면 이 사진 보내줄 거지?" 학생 2 : "나는 그런 사진을 보내기 싫어." 교사(부모) : "여기서 어떻게 반응하는 게 좋을까요?"	

심화	교사(부모) : '내 개인정보와 이미지를 보호하는 방법'에 대해서 알아보도록 하겠습니다. 자유롭게 이야기해볼까요?
	- SNS와 메신저 사용 시 주의할 점
	- 내 사진, 주소, 연락처 공유 금지
	- 강한 비밀번호 사용
	- 모르는 사람의 친구 요청 거절
	- 불법 촬영물 유포 방지 방법
	- "싫어요"라고 분명하게 말하기
	- 이상한 메시지를 받으면 즉시 차단하고 보호자에게 알리기
	- 신고할 수 있는 기관(사이버수사대, 여성긴급전화 1366 등) 소개
	
	3) 성 윤리와 존중하는 태도 기르기
	- 온라인에서 상대방을 존중하는 방법
	- 동의 없이 사진 찍거나 보내지 않기
	- 장난이라도 친구에게 성적인 이미지 보내지 않기
	- 역할극 활동 (교사와 참여자 간 간단한 상황극 진행)
	  "친구가 싫다고 하는데 계속 사진을 보내요. 어떻게 해야 할까요?"
	  "모르는 사람이 메시지로 만나자고 해요. 어떻게 해야 할까요?"

마무리	교사(부모) : "오늘 배운 것 중에서 가장 기억에 남는 것이 있나요?" (학생들 대답 유도 후 정리) 교사(부모) : "디지털 성범죄를 예방하려면 우리가 실천해야 할 것들이 있어요. 마지막으로 '나의 안전한 인터넷 사용 다짐'을 함께 해볼까요?" 학생들 : "나는 온라인에서 나와 친구를 지키기 위해 ○○○을 실천하겠습니다!" 강사 : "여러분이 오늘 배운 내용을 꼭 기억하고, 온라인에서도 서로 존중하는 태도를 가지길 바랍니다. 감사합니다!"

이 강의 계획서는 비장애 청소년과 발달장애 청소년 모두가 이해할 수 있도록 쉬운 언어, 시각 자료, 역할극, 참여형 활동을 포함하여 구성되었습니다. 필요한 경우, 발달장애 청소년을 위해 그림 카드, 쉬운 문장으로 정리된 학습지를 추가할 수 있습니다.

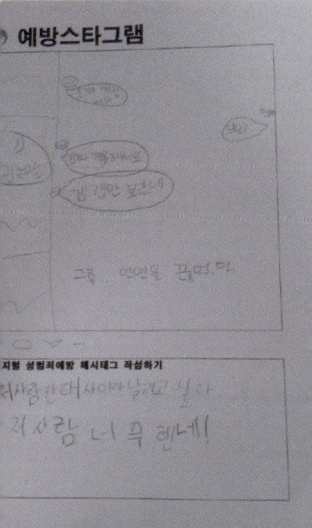
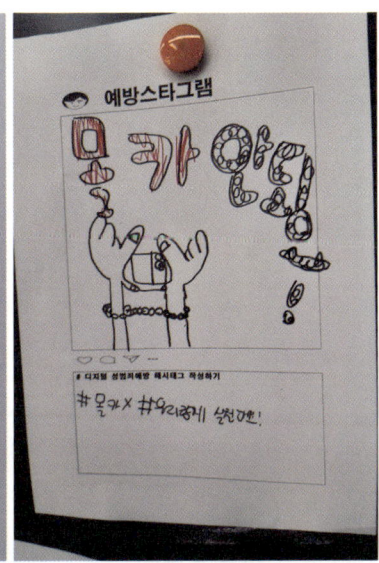
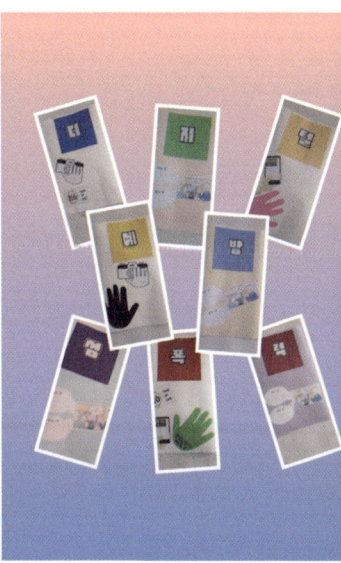
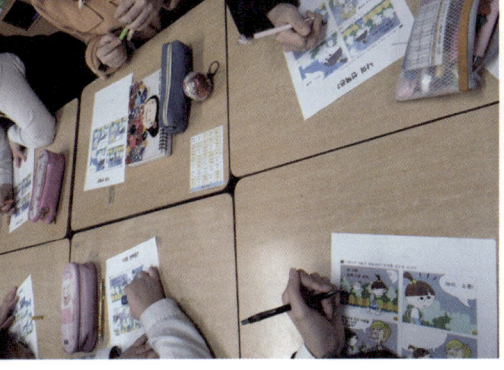
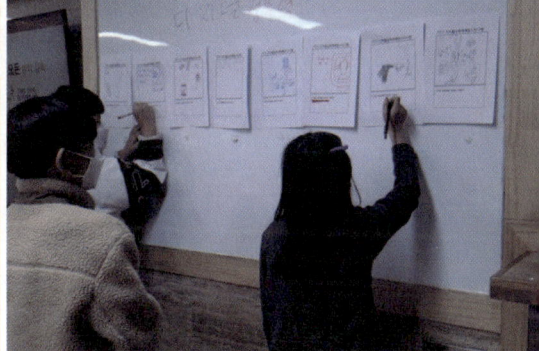

☆

1. 디지털 환경에서 내가 안전하게 보호받기 위해 필요한 것은 무엇일까요?
2. 온라인에서 불쾌하거나 위험한 경험을 했다면, 어떻게 대처했나요?

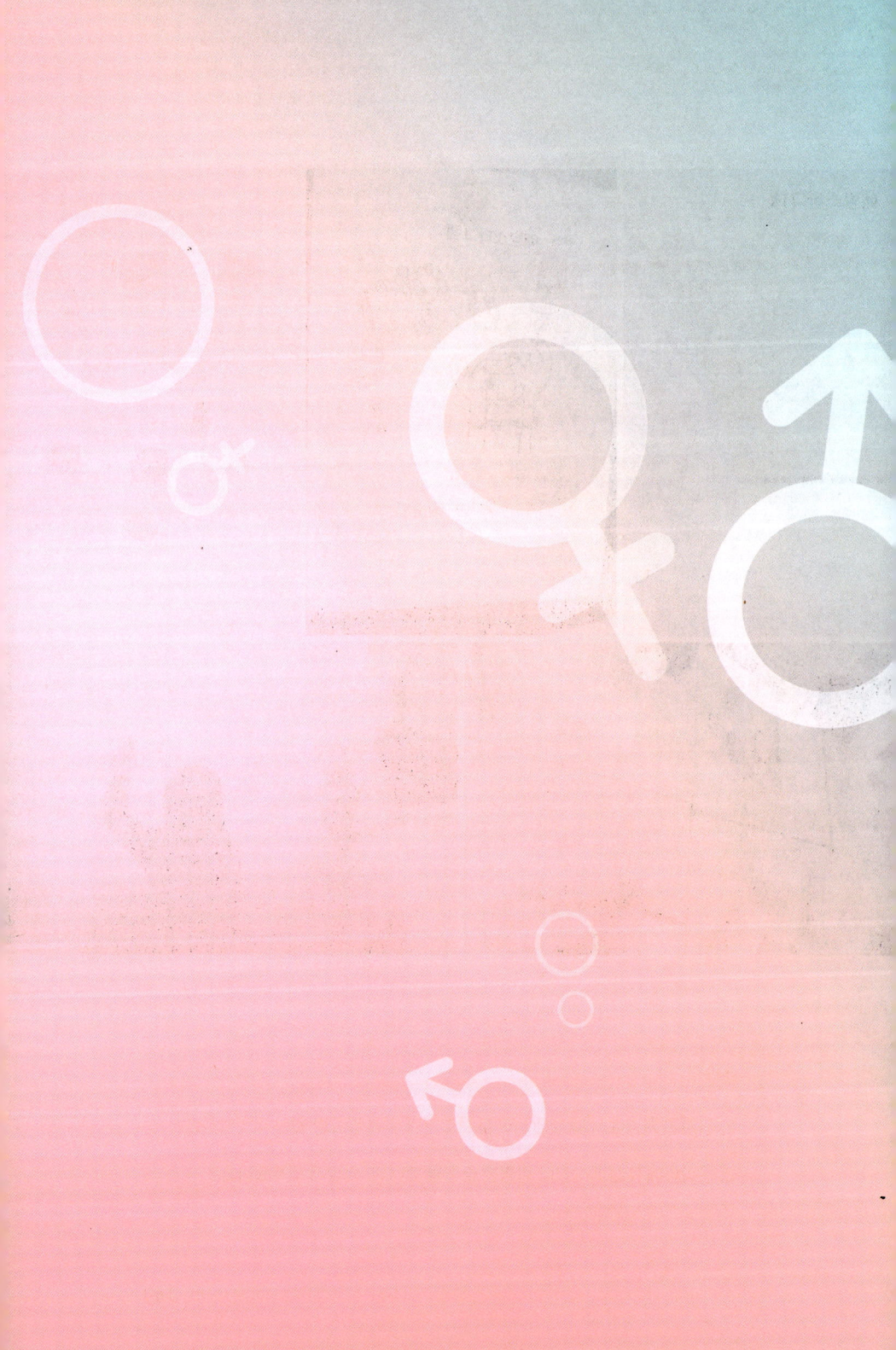

11장

성평등과 차별 없는 세상 :
더 나은 세상을, 미래를 위하여

1. 성평등은 남녀 모두에게 더 나은 세상을 만들어 줍니다

오늘날 우리는 성평등과 차별 없는 세상을 향한 중요한 변곡점에 서 있습니다. 과거보다 많은 변화가 이루어졌고, 성평등이 사회적 가치로 자리 잡아가고 있지만, 여전히 해결해야 할 과제가 많습니다. 성별로 인해 차별받지 않고, 모든 사람이 동등한 기회를 누릴 수 있는 세상은 과연 어떤 모습일까요? 그리고 우리는 그러한 사회를 만들기 위해 무엇을 해야 할까요?

성평등은 단순히 여성의 권리를 강화하는 것이 아닙니다. 이는 모든 사람이 성별과 관계없이 동등한 기회를 누릴 수 있도록 보장하는 사회적 원칙입니다. 성평등이 실현되면 남성과 여성 모두 더 나은 삶을 살 수 있습니다.

과거에는 가부장적인 사회 구조 속에서 여성에게는 가정 내 역할이 강조되고, 남성은 경제적 책임을 짊어지는 것이 당연하게 여겨졌습니다. 그러나 이런 성역할 고정관념은 시대의 변화 속에서 점차 무너지고 있습니다. 여성은 직장에서 중요한 역할을 수행하고, 남성 또한 가사와 육아를 분담하는 것이 자연스러워졌습니다. 그럼에도 여전히 임금 격차, 유리천장, 육아휴직 사용의 어려움 등 성별에 따른 불평등이 존재합니다.

성평등이 실현되면 사회 전체의 발전에도 긍정적인 영향을 미칩니다. 다양한 시각이 반영될 때 더 창의적이고 혁신적인 아이디어가 나올 수 있으며, 개인의 역량이 성별과 관계없이 충분히 발휘될 수 있습니다. 또한, 성평등한 조직 문화는 구성원의 만족도를 높이고, 경제 성장에도 기여할 수 있습니다.

1) 성평등이란 무엇이며, 왜 중요한가?

성평등은 단순히 남녀 간의 균형을 의미하는 것이 아니라, 모든 사람이 성별과 관계없이 동등한 기회를 갖고, 동등한 권리를 누릴 수 있도록 하는 개념입니다. 이는 법적, 사회적, 경제적, 문화적 차원에서 모두 실현되어야 하며, 개인이 성별로 인해 차별받거나 불이익을 겪지 않도록 보장하는 것입니다.

과거부터 남성과 여성은 생물학적 차이와 더불어 사회적·문화적 요인에 의해 각기 다른 역할을 부여받아 왔습니다. 이러한 성별 구분이 고정관념으로 자리 잡으면서, 여성은 가사와 육아에 집중해야 한다거나, 남성은 경제 활동을 책임져야 한다는 인식이 강하게 형성되었습니다. 하지만 현대 사회는 점점 변화하고 있으며, 이제는 성별이 아닌 개인의 능력과 선택이 더욱 중요한 요소로 작용해야 합니다.

2) 성평등이란 무엇인가?

성평등(Gender Equality)이란 남성과 여성이 동등한 권리, 책임, 기회를 가지는 것을 의미합니다. 유엔(UN)과 국제사회는 이를 인간의 기본적인 권리로 간주하며, 사회 발전과 지속 가능한 미래를 위해 필수적인 가치로 제시하고 있습니다. 단순히 법적 평등을 의미하는 것이 아니라, 실질적으로 사회적, 경제적, 문화적 측면에서 차별이 없는 상태를 목표로 합니다.

성평등은 다음과 같은 요소들을 포함합니다.

- **법적 평등** : 성별에 따른 차별을 금지하고, 동일한 법적 권리를 보장하는 것.
- **경제적 평등** : 성별과 관계없이 동일한 임금, 승진 기회, 직업 선택의 자유를 보장하는 것.
- **사회적 평등** : 성별로 인해 특정한 역할이 강요되지 않으며, 개인의 선택이 존중받는 것.
- **문화적 평등** : 성별 고정관념이 없는 사회적 분위기를 조성하고, 다양한 삶의 방식이 인정받는 것.

3) 성평등이 중요한 이유

성평등이 실현되면 사회 전체가 더 나은 방향으로 발전할 수 있습니다. 다음과 같은 측면에서 긍정적인 효과를 기대할 수 있습니다.

(1) 경제적 성장

세계경제포럼(WEF)에 따르면, 성평등이 보장될수록 국가 경제가 성장합니다. 여성의 노동 시장 참여율이 높아질수록 생산성이 향상되며, 다양성과 포용성이 강한 조직일수록 더 창의적인 해결책을 제시할 가능성이 커집니다.

(2) 사회적 안정

성평등이 보장된 사회에서는 가족 내 역할 분배가 균형을 이루며, 가사노동과 육아의 부담이 특정 성별에만 치우치지 않습니다. 이는 개인의 행복도를 높이고, 건강한 가정을 만드는 데 기여합니다.

(3) 정치적 및 법적 정의 실현

여성과 남성이 동등한 권리를 가질 때, 사회적 불평등이 감소하며, 민주주의가 더욱 발전할 수 있습니다. 다양한 성별의 정치적 참여가 확대될수록 보다 공정한 정책이 수립됩니다.

(4) 차별과 폭력 감소

성평등이 실현되면 성별을 이유로 한 차별과 폭력이 감소하게 됩니다. 특히 성폭력, 가정폭력, 직장 내 성희롱 등 다양한 문제들이 근본적으로 해결될 가능성이 커집니다.

4) 성평등을 실현하기 위한 방안

성평등을 이루기 위해서는 개인, 사회, 정부 차원에서 노력이 필요합니다.

- 교육을 통한 인식 개선 : 유아기부터 성평등 교육을 실시하여

성별 고정관념을 배제하는 것이 중요합니다.
- **법과 제도의 정비** : 성별 임금 격차 해소, 육아휴직 확대, 성평등 정책 마련 등을 통해 실질적인 평등을 실현해야 합니다.
- **사회적 분위기 조성** : 미디어에서 성역할 고정관념을 강화하는 표현을 지양하고, 다양성을 존중하는 문화를 만들어야 합니다.

성평등은 남성과 여성 모두에게 혜택을 주는 변화입니다. 성별에 구애받지 않고 모든 개인이 자신의 능력과 선택에 따라 살아갈 수 있도록 하는 것이 보다 나은 미래로 가는 길입니다.

젠더 고정관념 : 왜 문제이며, 어떻게 극복할 수 있을까?
젠더 고정관념이란 특정한 성별에 대해 사회적으로 형성된 고정된 생각이나 기대를 의미합니다. 이러한 고정관념은 사람들이 자신의 가능성을 제한하고, 불평등을 조장하는 주요한 원인이 됩니다.

2. 젠더 고정관념은 왜 문제가 되는지, 어떻게 극복할 수 있는지 생각해 봅시다

젠더 고정관념, 왜 문제일까?
우리는 어릴 때부터 '남자는 이래야 해', '여자는 저래야 해'라는 말을 들으며 자라왔습니다. 남자아이에게는 용감하고 강해야 한다고 가르치고, 여자아이에게는 착하고 순종적이어야 한다고 기대하는 경우가 많습니다. 이러한 젠더 고정관념은 개인의 가능성을 제한하고, 때로는 억압적인 사회적 규범으로 작용합니다.

예를 들어, 남성이 감정을 표현하는 것이 '약하다'고 여겨지거나, 여성이 리더십을 발휘할 때 '강압적이다'는 평가를 받는 것은 모두 젠더 고정관념에서 비롯된 문제입니다. 이러한 인식은 개인의 성장을 방해할 뿐만 아니라 사회 전체적으로도 다양성을 저해하는 요인이 됩니다.

젠더 고정관념을 극복하기 위해서는 무엇보다 교육이 중요합니다. 가정에서부터 학교, 직장에 이르기까지 성평등한 사고방식을 배우고 실천하는 것이 필요합니다. 예를 들어, 남성도 육아 휴직을 자유롭게 사용할 수 있도록 장려하고, 여성의 리더십을 자연스럽게 받아들이는 사회적 분위기가 조성되어야 합니다.

1) 젠더와 고정관념의 개념

젠더(Gender)는 생물학적 성별(Sex)과 달리, 사회적으로 형성된 성 역할을 의미합니다. 예를 들어, "여성은 섬세해야 한다", "남성은 강해야 한다"와 같은 기대가 젠더의 개념에서 비롯됩니다.

고정관념(Stereotype)은 특정 집단에 대해 형성된 일반화된 이미지나 믿음입니다. 예를 들어, "남성은 가정을 책임져야 한다", "여성은 감정적이다" 등의 편견이 있습니다.

2) 젠더 고정관념의 문제점
- **개인의 잠재력을 제한** : 여성은 기술 분야에서 능력을 발휘하기 어렵고, 남성은 감정 표현을 억제해야 한다는 압박을 받습니다.
- **차별을 조장** : 성별에 따른 차별이 교육, 직장, 가정에서 지속됩니다.
- **정신 건강에 부정적 영향** : 젠더 고정관념으로 인해 개인이 스트레스와 불안감을 경험할 수 있습니다.

3) 젠더 고정관념을 극복하는 방법
- **비판적 사고 기르기** : 젠더에 대한 고정관념이 왜 형성되었는지 고민해 보고, 새로운 시각을 키워야 합니다.
- **다양성 교육 강화** : 학교 교육에서 젠더 감수성을 높이는 프로그램을 운영해야 합니다.
- **법과 제도의 변화** : 성평등한 환경을 조성하기 위한 정책이 필요합니다.

젠더 고정관념을 극복하는 것은 개인뿐만 아니라 사회 전체의 발전을 위해 중요한 과제입니다.

4) 성적 다양성을 이해하고 존중하는 자세
성적 다양성은 단순히 개인의 정체성 문제를 넘어, 우리 사회 전체의 포용성과 연결됩니다. 성적 정체성이 존중받을 때 사회는 더욱 조화롭고 풍요로워질 수 있습니다.

3. 성적 다양성을 이해하고 존중하는 자세가 우리 사회를 더 풍요롭게 만듭니다

1) 성적 다양성이란?

성적 다양성(Sexual Diversity)이란 성별 정체성, 성적 지향, 성 표현 등이 개인마다 다를 수 있음을 인정하는 개념입니다. 이는 이는 모든 사람이 각자의 정체성을 자유롭게 표현할 권리를 보장하는 것을 의미합니다.

2) 청소년과 부모세대의 포용적 태도

- **청소년**: 성적 다양성을 자연스럽게 받아들이고, 친구나 동료를 차별하지 않는 태도를 길러야 합니다.
- **부모세대**: 자녀의 성적 정체성을 이해하고 지지하는 것이 중요한 역할입니다.

3) 성적 다양성을 존중하는 사회 만들기

- 학교와 가정에서 열린 대화 나누기
- 미디어에서 성적 다양성을 긍정적으로 조명하기
- 차별 없는 법과 제도 마련

성적 다양성을 존중하는 사회는 모든 구성원이 행복한 사회로 나아가는 길입니다.

우리는 무엇을 해야 할까?

성평등하고 차별 없는 사회를 만들기 위해서는 개인과 사회 모두가 함께 노력해야 합니다.

첫째, 교육과 대화가 중요합니다

어린 시절부터 성평등 교육을 실시하고, 가정에서도 부모가 성별 고정관념을 재생산하지 않도록 주의해야 합니다. 학교에서는 젠더 감수성을 키울 수 있는 교육을 강화해야 합니다.

둘째, 법과 제도를 개선해야 합니다

성평등을 실현하려면 이를 뒷받침하는 제도적 장치가 필요합니다. 예를 들어, 성별 임금 격차를 해소하기 위한 정책이 마련되어야 하며, 육아휴직 사용이 성별과 관계없이 보장될 수 있도록 법적 지원이 강화되어야 합니다. 또한, 사회의 약자의 권리를 보호하는 법안이 마련되고 실효성 있게 시행되어야 합니다. 차별금지법과 같은 법적 장치는 단순한 선언이 아니라 실제로 차별받는 이들에게 실질적인 보호막이 되어야 합니다.

셋째, 일상 속에서 성평등을 실천해야 합니다

성평등한 사회는 거창한 구호가 아니라, 우리의 일상에서 시작됩니다. 성별에 따른 편견을 스스로 인식하고, 차별적인 언어나 행동을 개선하려는 노력이 필요합니다. 주변에서 성차별적 발언이나 행동을 보았을 때 침묵하지 않고 문제를 제기하는 용기도 중요합니다. 또한, 가정과 직장에서 성평등한 역할 분담을 실천하고, 사회의 약자에 대한 편견 없이 존중하는 태도를 지녀야 합니다.

함께 만들어가는 성평등한 미래

성평등과 차별 없는 세상은 어느 한 사람의 노력만으로 이루어지지 않습니다. 이는 우리가 함께 만들어가야 할 공동의 목표입니다. 성별과 성적 지향, 젠더 정체성과 관계없이 모든 사람이 자신의 삶을 온전히 살아갈 수 있는 사회, 기회가 공정하게 주어지고 차별이 없는 사회는 결국 우리 모두에게 더 나은 환경을 제공합니다.

변화는 이미 시작되었고, 우리는 그 변화를 더욱 가속화 해야 합니다. 오늘 우리가 성평등을 실천하고 차별을 줄이기 위한 작은 행동을 할 때, 다음 세대는 더욱 자유롭고 평등한 사회에서 살아갈 수 있을 것입니다. 성평등한 세상은 여성과 남성, 모든 사람에게 더 나은 삶을 선물합니다. 그러므로 우리는 성평등이 곧 우리 모두의 권리이며, 모두가 행복한 사회를 만들기 위한 필수 요소임을 잊지 말아야 합니다.

이제, 질문을 던져봅시다.

우리는 일상 속에서 어떤 성별 고정관념을 가지고 있을까요? 성평등한 사회를 만들기 위해 내가 실천할 수 있는 작은 행동은 무엇일까요? 차별받는 이들을 위해 우리는 어떤 변화를 만들어갈 수 있을까요?

지금, 이 순간부터 우리가 할 수 있는 일들을 고민하고 실천해 나간다면, 성평등하고 차별 없는 세상은 더 이상 먼 미래의 이야기가 아닐 것입니다.

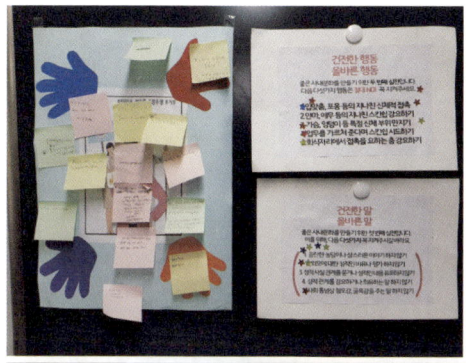
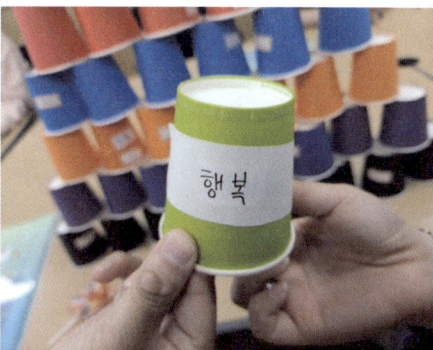
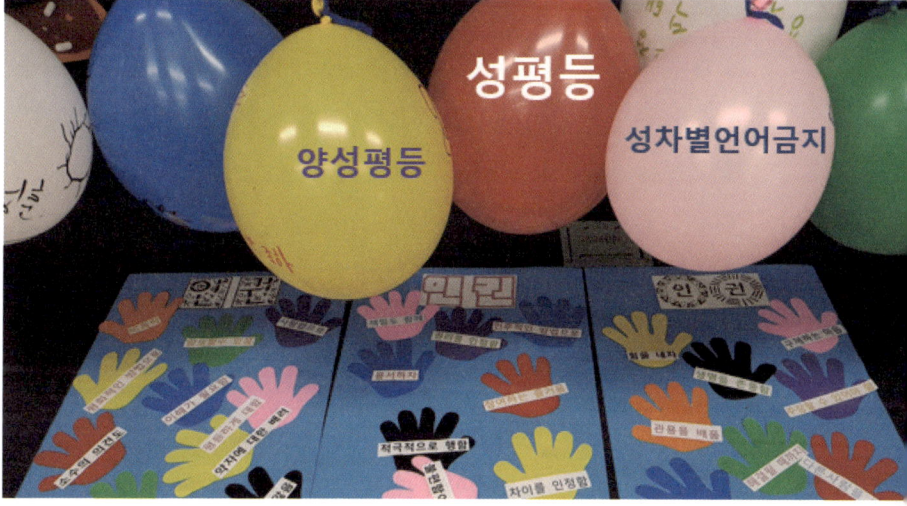

☆

1. 일상생활에서 접하는 성차별적인 행동이나 표현은 어떤 것이 있나요?

2. 성평등을 실천하기 위해 내가 할 수 있는 작은 행동은 무엇일까요?

12장

성폭력, 예방하고 대처하기

1. 성폭력은 나와 타인의 권리를 침해하는 행위입니다

성폭력이란 개인의 성적 자기결정권을 침해하는 모든 행위를 말합니다. 이는 상대방의 의사에 반하여 이루어지는 성적 언동으로, 신체적, 언어적, 정신적 폭력을 모두 포함합니다.

성폭력의 유형은 다양하며, 다음과 같이 분류할 수 있습니다.

강간	폭행 또는 협박을 통해 상대방의 동의 없이 성교를 강제하는 행위입니다. 여기서 폭행이나 협박은 물리적인 힘뿐만 아니라 심리적인 압박도 포함됩니다.
강제추행	폭행 또는 협박을 통해 상대방의 의사에 반하여 신체를 접촉하거나 성적인 행위를 강제로 하는 것입니다.
성희롱	상대방의 의사와 상관없이 음란한 말이나 행동, 외모에 대한 성적인 비유나 평가 등을 통해 성적 굴욕감이나 혐오감을 주는 행위입니다.
디지털 성폭력	카메라 등을 이용하여 상대의 동의 없이 신체를 촬영하거나, 그 촬영물을 유포, 저장, 전시하는 행위입니다. 디지털 공간에서의 성적 괴롭힘도 포함됩니다.

최근에는 디지털 기술의 발전으로 인해 디지털 성폭력이 증가

하고 있습니다. 이는 피해자의 사생활을 침해하고, 심각한 정신적 고통을 유발합니다. 따라서 이러한 행위는 법적으로 엄격히 처벌되며, 사회적으로도 큰 문제가 되고 있습니다.

2. 성폭력을 예방하기 위해 우리가 할 일을 배워 봅니다

성폭력을 예방하기 위해서는 개인과 사회 모두의 노력이 필요합니다. 다음은 우리가 실천할 수 있는 예방 방법들입니다.

- 교육과 인식 개선 : 성폭력에 대한 정확한 지식과 인식을 갖추는 것이 중요합니다. 학교, 직장, 지역 사회에서 성폭력 예방 교육을 실시하여 성폭력의 심각성과 그 예방 방법에 대해 배우고, 성적 자기결정권의 중요성을 인식해야 합니다.
- 개인의 경계 설정 : 자신의 경계를 명확히 하고, 타인의 경계를 존중하는 태도를 지녀야 합니다. 상대방의 동의 없이 신체적 접촉이나 성적인 언행을 하지 않도록 주의해야 합니다.
- 적극적인 거부 의사 표현 : 불쾌하거나 불편한 상황에서는 분명하고 단호하게 거부 의사를 표현해야 합니다. 이는 가해자에게 경고의 메시지를 전달하고, 잠재적인 피해를 예방하는 데 도움이 됩니다.
- 목격자의 역할 강화 : 성폭력 상황을 목격했을 때, 적극적으로 개입하여 피해자를 보호하고, 가해자에게 행위 중지를 요청

하는 등의 행동을 통해 성폭력을 예방할 수 있습니다.

- **안전한 환경 조성** : 공공장소나 직장 등에서 성폭력이 발생하지 않도록 안전한 환경을 조성해야 합니다. 예를 들어, 어두운 골목길에 조명을 설치하거나, 직장 내 성희롱 방지 정책을 수립하는 등의 노력이 필요합니다.

이러한 예방 노력은 개인의 노력뿐만 아니라 사회 전체의 협력이 필요합니다. 모두가 성폭력의 심각성을 인식하고, 이를 예방하기 위한 노력을 기울일 때, 성폭력 없는 안전한 사회를 만들 수 있습니다.

활동 1 내 몸은 소중해요!

핵심 포인트 : 신체 자기결정권, 경계 설정

활동
- 허락 없이 물건을 만지는 행동과 비교해 '내 몸의 경계' 이야기하기
- 손바닥 도장을 찍어 '내 몸의 소중함' 표현하기
- "싫어요"라고 말하는 연습 (역할극)

1. 활동지의 목표

자기결정권 인식 : 내 몸에 대해 스스로 결정할 권리가 있다는 것을 이해합니다.

경계 인식 : 어떤 터치나 상황이 편안한지, 불편한지를 구분하고 자신의 경계를 설정합니다.

의사 표현 : 불편함을 느낄 때 '아니요'라고 말하는 연습을 통해 자기 보호 능력을 강화합니다.

2. 활동지 구성 요소

A. 개념 설명 및 시각자료

간단한 문장과 그림 : "내 몸은 소중해요"라는 제목과 함께, 몸의 그림(실루엣)을 제시합니다.

몸의 일부(예: 머리, 팔, 다리 등)를 구분하여 "내가 결정할 수 있는 부분"과 "타인의 터치가 필요한 경우(예: 의사의 진찰 등)"를 구분하는 간단한 설명을 덧붙입니다.

경계 설정 예시 : "좋은 터치"와 "불편한 터치" 상황을 만화나 그림 카드로 제시합니다.

예: 친구와의 포옹(편안한 상황) vs. 낯선 사람이 갑자기 만지는 상황(불편한 상황)

B. 나의 경계 찾기 활동

나만의 경계 그리기 : 활동지 한쪽에 몸의 실루엣을 크게 그려두고, 참여자가 "이 부분은 내가 만지고 싶어!" 혹은 "여기는 불편해"라고 색칠하거나 스티커(예: 초록색=안전, 빨간색=불편)를 붙이게 합니다.

상황 판단하기 : 여러 가지 간단한 상황 그림(예: 친구의 안아주기, 선생님 손잡기 등)을 나열한 후, 각 상황에서 "괜찮은가요?" "불편한가요?"를 판단하게 합니다.

그림 옆에 웃는 얼굴/찡그린 얼굴 스티커를 선택하게 하거나, 간단한 문장으로 "예/아니요"로 체크할 수 있도록 합니다.

C. 역할극 카드

실제 표현 연습 : 짧은 역할극 카드(예, "내가 불편할 때 이렇게 말해요: '안돼요'")를 준비하여, 참여자가 카드에 적힌 문구를 소리 내어 읽고 상황을 재현해 봅니다.

카드에는 "내 몸은 내 것"이라는 문구와 함께 간단한 지시문이 포함됩니다.

3. 실행 단계

1) 도입 및 개념 소개

간단한 이야기나 그림을 통해 '내 몸'과 '경계'의 개념을 소개합니다.

예시 상황을 함께 보며 "왜 내 몸은 소중할까요?"에 대해 토의합니다.

2) 활동지 배포 및 설명

준비된 활동지를 각자 배부하고, 색칠하기와 스티커 붙이기 방법을 시연합니다. 참여자가 활동지를 진행하면서 궁금한 점을 질문할 수 있도록 유도합니다.

3) 역할극 활동

역할극 카드를 활용하여, 불편한 상황에서 "안돼요"라고 말하는 연습을 진행합니다. 소그룹으로 나누어 실제 상황을 재현하고, 서로 피드백을 주도록 합니다.

4) 마무리 및 피드백

활동 후 참여자들이 느낀 점을 나누고, 자신이 설정한 경계에 대해 짧게 발표합니다.

교사는 긍정적인 피드백과 추가 설명을 통해 참여자의 자기결정권을 강화합니다.

안전한 환경 조성 : 참여자들이 자신을 표현하는 데 주저하지 않도록 따뜻하고 존중하는 분위기를 유지합니다.

이와 같은 활동지를 활용하면 발달장애인 참여자들이 자신의 몸에 대한 주체적인 권리와 경계 설정의 중요성을 쉽고 즐겁게 학습할 수 있을 것입니다.

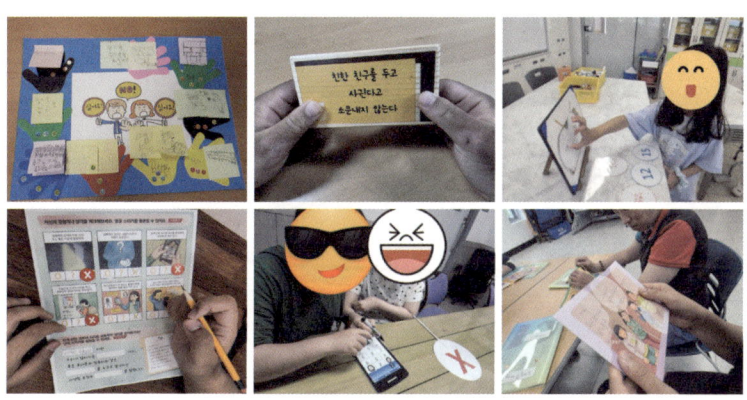

〈출처: 디자인섬 교구를 활용해서 활동형 수업〉

활동 2 안전한 관계 맺기!

핵심포인트 : 좋은 친구와 나쁜 친구 구별, 안전한 관계 유지

활동

· 좋은 친구 행동 vs 나쁜 친구 행동 그림카드 분류하기
· 'YES & NO' 상황극(부적절한 요청에 거절하는 연습)
· 내 주변에 믿을 수 있는 사람 리스트 작성하기

활동지 : 안전한 관계 맺기

A. 좋은 행동 vs 나쁜 행동

목표 : 일상 속에서 어떤 행동이 관계를 긍정적으로 만드는지, 또 어떤 행동이 관계를 해치는지를 구분할 수 있도록 돕습니다.

활동 방법

· 아래 표에 제시된 상황을 읽어보고, 각 상황이 "좋은 행동"인지 "나쁜 행동"인지 생각해 봅니다.
· 생각한 답에 해당하는 칸에 체크하거나 색칠해 보세요. (예: 좋은 행동 → 초록색, 나쁜 행동 → 빨간색)

상황	좋은 행동 (체크/색칠)	나쁜 행동 (체크/색칠)
1. 친구의 이야기를 존중해준다.	☐	☐
2. 힘들어하는 친구를 도와준다.	☐	☐
3. 친구를 놀림거리로 삼거나 배제한다.	☐	☐
4. 내 의견을 상대방에게 부드럽게 전달한다.	☐	☐
5. 소리를 지르거나 공격적인 태도로 대한다.	☐	☐

참고 : 추가 상황을 자유롭게 생각해보고, 직접 작성해도 좋습니다.

B. 내 주변에 믿을 수 있는 사람 리스트 작성하기

목표 : 여러분이 안전한 관계를 위해 의지할 수 있는 사람들을 스스로 인식하고, 그 이유를 생각해 봅니다.

활동 방법

· 아래 빈칸에 여러분이 믿을 수 있는 사람의 이름을 적어보세요.
· 각 사람 옆에 "왜 믿을 수 있는지" 간단한 이유를 한 문장으로 적어봅니다.
· 작성 후, 소그룹이나 전체 모임에서 자신의 리스트를 공유하며 이야기 나눠보세요.

작성 양식 예시

1. 이름 : _____   이유 : _____
   (예: 엄마 - 항상 따뜻하게 대해주시고, 내가 힘들 때 도움을 주셔서.)

2. 이름 : _____   이유 : _____
   (예: 선생님 - 어려운 문제를 함께 해결해 주시고, 조언을 아끼지 않으셔서.)

3. 이름 : _____   이유 : _____

4. 이름 : _____   이유 : _____

5. 이름 : _____   이유 : _____

참고 : 꼭 5명에 국한되지 않고, 여러분이 믿을 수 있는 모든 사람을 자유롭게 추가해 보세요.

실행 단계

도입
- "안전한 관계"에 대해 간단하게 이야기하고, 왜 좋은 행동과 나쁜 행동이 관계에 영향을 주는지 토의합니다.

활동 A
- 준비된 상황 표를 나눠주고, 각 상황에 대해 생각한 후 체크/색칠하도록 지도합니다.
- 각 상황에 대해 간단한 설명을 덧붙이거나, 그룹 내에서 의견을 나누어 봅니다.

활동 B
- 믿을 수 있는 사람 리스트 작성하기 활동지를 나눠줍니다.
- 참여자들이 혼자 또는 짝과 함께 생각한 후, 작성합니다.
- 이후, 원한다면 소그룹에서 서로의 리스트를 공유하며 이야기합니다.

마무리
- 오늘 활동에서 느낀 점을 간단하게 발표합니다.
- 좋은 행동과 안전한 관계의 중요성을 다시 한번 강조합니다.

청소년들을 만나보면 폭력을 뉴스나 미디어에서 보여지는 무서운 폭력만이 성폭력이라고 생각할 수가 있거든요. 첫 번째 시작은 내가 나(몸, 마음)를 사랑하는 것부터 시작이며 그것이 관계의 첫 시작이잖아요. 그다음은 타인과 어떻게 관계를 안전하고 행복하고 맺을 수 있을까를 알아가는 관계 교육이어서 실제 수업하는 것을 쉽게 접근하실 수 있도록 활동지 형태로 구성해 보았습니다. 아직도 성교육은 쉽지 않고 그래서 늘 진심으로 다가가려고 노력한답니다. 도움이 되었으면 좋겠습니다.

3. 성폭력 피해를 입었을 때 안전하게 도움을 요청하는 방법

성폭력 피해를 입었을 때는 신속하고 적절한 대처가 중요합니다. 피해자가 혼자 감당하려 하면 심리적·신체적으로 더 큰 어려움을 겪을 수 있으므로, 가능한 한 빠르게 도움을 요청하는 것이 중요합니다.

1) 안전한 장소로 이동

성폭력 피해를 입었다면 가장 먼저 가해자로부터 벗어나 안전한 장소로 이동해야 합니다. 가능한 경우 주변에 도움을 요청하거나 경찰(112)에 연락하여 보호받을 수 있도록 합니다. 공공장소나 신뢰할 수 있는 친구·가족의 집으로 가는 것도 좋은 방법입니다.

2) 증거 보존

가해자를 법적으로 처벌하려면 증거 보존이 필수적입니다. 이를 위해 다음과 같은 행동을 피해야 합니다.
- 몸을 씻지 말고, 입었던 옷을 보관합니다.
- 사건 발생 당시 주고받은 문자, 사진, 녹음 자료가 있다면 삭제하지 않고 보관합니다.
- 사건 직후 일어난 일을 메모해 두는 것도 중요한 증거가 됩니다.
- 의료기관을 방문하면 성폭력 피해자의 증거 채취를 위한 검사도 받을 수 있습니다.

3) 신뢰할 수 있는 사람에게 도움 요청

성폭력 피해를 혼자 감당하는 것은 매우 힘든 일입니다. 가족, 친구, 교사, 직장 동료 등 신뢰할 수 있는 사람에게 알리고 도움을 요청해야 합니다. 이를 통해 정신적·법적 지원을 받을 수 있습니다.

4) 공식 기관에 신고 및 상담 요청

피해자는 법적 절차를 밟을 수 있으며, 이를 위해 관련 기관의 도움을 받을 수 있습니다.
- 112 신고 : 즉각적인 경찰 출동을 요청할 수 있습니다.
- 여성긴급전화 1366 : 24시간 운영되는 여성 피해자 지원 상담 기관입니다.

· **성폭력 상담소 및 해바라기센터** : 법적 지원, 심리 상담, 의료 지원 등을 받을 수 있습니다.

5) 의료 지원받기

성폭력 피해 후에는 병원이나 전문 의료기관을 방문하여 신체적·정신적 건강을 체크해야 합니다. 성병 감염 여부 확인, 응급 피임, 신체적 상해 치료 등을 받을 수 있습니다. 의료기관에서는 증거 확보를 위한 검사도 함께 진행할 수 있습니다.

6) 심리 상담 및 법적 지원받기

성폭력 피해자는 극심한 스트레스, 불안, 우울감을 경험할 수 있습니다. 따라서 심리 상담을 통해 정신적 안정을 찾는 과정이 중요합니다. 또한, 법적 대응이 필요한 경우 변호사나 성폭력 피해 지원 기관을 통해 법적 조력을 받을 수 있습니다.

마무리 및 요약

이번 장에서는 성폭력의 정의 및 유형, 예방 방법, 피해 후 대처법을 다루었습니다.

성폭력은 상대방의 동의 없이 이루어지는 성적 행위로, 신체적·언어적·디지털 성폭력이 포함됩니다. 최근 디지털 성폭력 문제가 심각해지고 있으며, 법적 규제가 강화되고 있습니다.

성폭력 예방을 위한 노력

성폭력 예방 교육 강화

개인의 성적 경계 존중하기

적극적인 거부 의사 표현

목격자의 역할 강화

안전한 사회 환경 조성

☆
1. 성폭력을 예방하려면 가장 중요한 것은 무엇일까요?
2. 도움이 필요한 친구를 어떻게 도울 수 있을까요?

13장

함께하는 성교육

성교육은 단순한 정보 전달을 넘어, 서로의 경험과 생각을 공유하며 성장하는 과정입니다. 특히, 발달장애가 있는 자녀를 둔 부모님과 비장애 청소년의 부모님들은 각기 다른 고민과 질문을 가지고 있습니다.

1. 발달장애 부모님이 궁금해하는 성에 대한 질문과 답변

Q1. 발달장애 자녀도 성적 욕구가 생기나요? 어떻게 지도해야 할까요?

많은 부모님이 발달장애 자녀가 성적 욕구를 가지는 것에 대해 혼란스러워합니다. 그러나 성적 욕구는 장애 여부와 관계없이 인간이라면 누구나 경험하는 자연스러운 감정입니다. 중요한 것은 이를 억압하거나 부정하는 것이 아니라, 건강한 방식으로 이해하고 표현할 수 있도록 지도하는 것입니다.

발달장애 자녀의 성적 욕구를 존중하면서도 적절하게 표현할 수 있도록 돕기 위해서는 '개인 공간'과 '사회적 규칙'을 가르치는 것이 필수적입니다. 예를 들어, 자위행위는 부끄러운 것이 아니라 자연스러운 신체 반응이지만, 타인 앞에서가 아닌 개인적인 공간에서 해야 한다는 점을 명확히 알려주어야 합니다. 이 과정에서 시각적 자료나 사회적 이야기(Social Story)를 활용하면 이해를 돕는 데 효과적입니다.

Q2. 발달장애 자녀가
　　 이상한 성적 행동을 보이면 어떻게 해야 하나요?

발달장애 자녀가 공공장소에서 성적 행동을 보이는 경우, 단순한 금지보다는 그 행동이 어떤 이유에서 비롯되었는지를 먼저 파악하는 것이 중요합니다. 성적 행동은 단순한 호기심일 수도 있고, 감각 자극을 위한 행동일 수도 있으며, 불안이나 스트레스 해소를 위한 수단일 수도 있습니다.

예를 들어, 자주 특정 부위를 만지는 행동이 있다면 이는 단순한 성적 충동이 아니라, 옷이 불편하거나 감각적인 안정감을 얻기 위한 행동일 가능성이 큽니다. 따라서 원인을 분석한 후 대체 행동을 가르치는 것이 필요합니다. '이럴 때는 이렇게 하면 좋아'라는 방식으로 구체적인 대안을 제시하며 반복적으로 가르쳐야 합니다.

Q3. 발달장애 자녀에게
　　 성폭력 예방 교육은 어떻게 해야 할까요?

성폭력 예방 교육은 발달장애 자녀에게 필수적인 교육입니다. 하지만 일반적인 '위험한 사람을 조심하라'는 방식보다는, '내 몸을 보호하는 방법'에 초점을 맞추어야 합니다.

가장 기본적인 것은 '좋은 접촉과 나쁜 접촉'을 구분하는 것입니다. '엄마의 포옹은 좋은 접촉', '모르는 사람이 몸을 만지는 것은 나쁜 접촉'과 같이 구체적인 사례를 제시하며 가르쳐야 합니다. 또한, 위험한 상황에서 어떻게 거절해야 하는지를 연습하는 것도 중요합니다. 간단한 문장("싫어요", "하지 마세요")을 반복적으로 연습하게 하고, 실제 상황에서 사용할 수 있도록 연기(Role Play) 활동을 병행하면 효과적입니다.

Q4. 발달장애 자녀가 이성 친구를 사귀고 싶어 해요. 어떻게 해야 하나요?

발달장애가 있는 청소년이나 성인은 감정적으로 타인과 관계를 맺고 싶어하는 욕구가 있습니다. 부모님은 이를 걱정하기보다는 건강한 연애와 인간관계를 맺을 수 있도록 지도해야 합니다. 우선, '우정과 사랑의 차이'를 이해하도록 도와야 합니다. 친구로서 친밀감을 나누는 것과 연애 감정으로 관계를 맺는 것은 다르다는 점을 설명하며, 서로의 감정을 존중하는 법을 가르쳐야 합니다. 또한, 연애에서 동의(consent)의 개념을 가르치는 것도 중요합니다. 예를 들어, 상대방이 원하지 않는 행동을 강요해서는 안 되며, 서로가 존중받는 관계가 되어야 한다는 점을 강조해야 합니다.

Q5. 발달장애 자녀에게 피임 교육이 필요할까요?

피임 교육은 성관계를 계획하는 성인뿐만 아니라, 모든 청소년에게 필요한 교육입니다. 발달장애가 있다고 해서 성관계를 맺지 않는 것은 아니며, 오히려 피임 교육을 받지 못한 경우 더 큰 위험에 노출될 수 있습니다.

콘돔 사용법, 생리 주기 이해, 성병 예방 등의 기본적인 개념을 쉽게 설명하는 것이 중요합니다. 그림이나 영상 자료를 활용하고, 반복적인 연습을 통해 정확히 이해하도록 도와야 합니다. 특히, '서로 동의한 성관계에서 피임은 필수적'이라는 개념을 강조해야 합니다.

2. 비장애 청소년 부모님이 궁금해하는 성에 대한 질문과 답변

Q1. 청소년기 자녀에게 언제 성교육을 시작해야 할까요?

성교육은 특정 연령이 아니라, 아이가 성장하는 과정에서 자연스럽게 시작하는 것이 가장 좋습니다. 어린 시절부터 몸의 명칭을 올바르게 가르치고, 사춘기 변화에 대해 미리 알려주는 것이 중요합니다. 성교육은 단순한 '성관계교육'이 아니라, '몸과 감정, 관계에 대한 이해'라는 점을 부모님이 먼저 인식해야 합니다.

Q2. 아이가 음란물을 봤어요. 어떻게 해야 할까요?

많은 부모님이 아이가 음란물을 접한 것을 알게 되면 충격을 받습니다. 하지만 이를 무조건 금지하거나 처벌하기보다는, 왜 음란물을 보게 되었는지를 먼저 이해하는 것이 중요합니다. 청소년은 호기심으로 인해 음란물을 접하게 되며, 이를 통해 왜곡된 성 인식을 가질 수도 있습니다.

부모님은 음란물이 실제와 다르다는 점을 차분하게 설명하며, 건강한 성관계란 무엇인지에 대해 이야기하는 기회로 삼아야 합니다. 또한, 자녀가 성에 대해 편하게 대화할 수 있는 환경을 조성하는 것이 중요합니다.

Q3. 자녀가 연애를 시작했어요. 어떻게 조언해야 할까요?

청소년기의 연애는 성장 과정의 중요한 일부입니다. 부모님은 이를 반대하기보다는, 건강한 연애를 할 수 있도록 돕는 역할을 해야 합니다. '서로를 존중하는 관계', '동의의 중요성', '감정 조절' 등에 대해 이야기하고, 문제가 발생했을 때 부모와 상담할 수 있도록 신뢰 관계를 구축하는 것이 필요합니다.

Q4. 성폭력 예방 교육은 어떻게 해야 할까요?

청소년에게는 '경계 존중'과 '동의' 개념을 강조하는 것이 중요합니다. 성폭력 예방 교육은 단순히 피해자가 조심해야 한다는 방식이 아니라, 가해자가 되지 않도록 올바른 성 인식을 심어

주는 것이 핵심입니다.

Q5. 피임 교육은 언제, 어떻게 해야 하나요?

피임 교육은 청소년기가 시작되기 전부터 차근차근 이루어져야 합니다. 콘돔 사용법, 피임약, 응급 피임약 등에 대한 정보를 정확히 전달하고, 피임이 단순히 임신을 막는 것이 아니라 성병 예방에도 중요한 역할을 한다는 점을 강조해야 합니다.

맺음말

함께하는 성교육은 서로를 이해하고 존중하는 과정입니다. 부모님이 먼저 열린 태도로 성을 대하고, 자녀와 대화를 이어갈 수 있도록 노력한다면 더욱 건강한 성 인식이 자리 잡을 수 있습니다.

☆
1. 자녀를 존중하는 나만의 실천 방법은 무엇일까요?
2. 성에 대한 올바른 문화를 위해 함께 할 방법은 무엇일까요?

14장

신체 명칭 이해의 중요성을 이해합니다

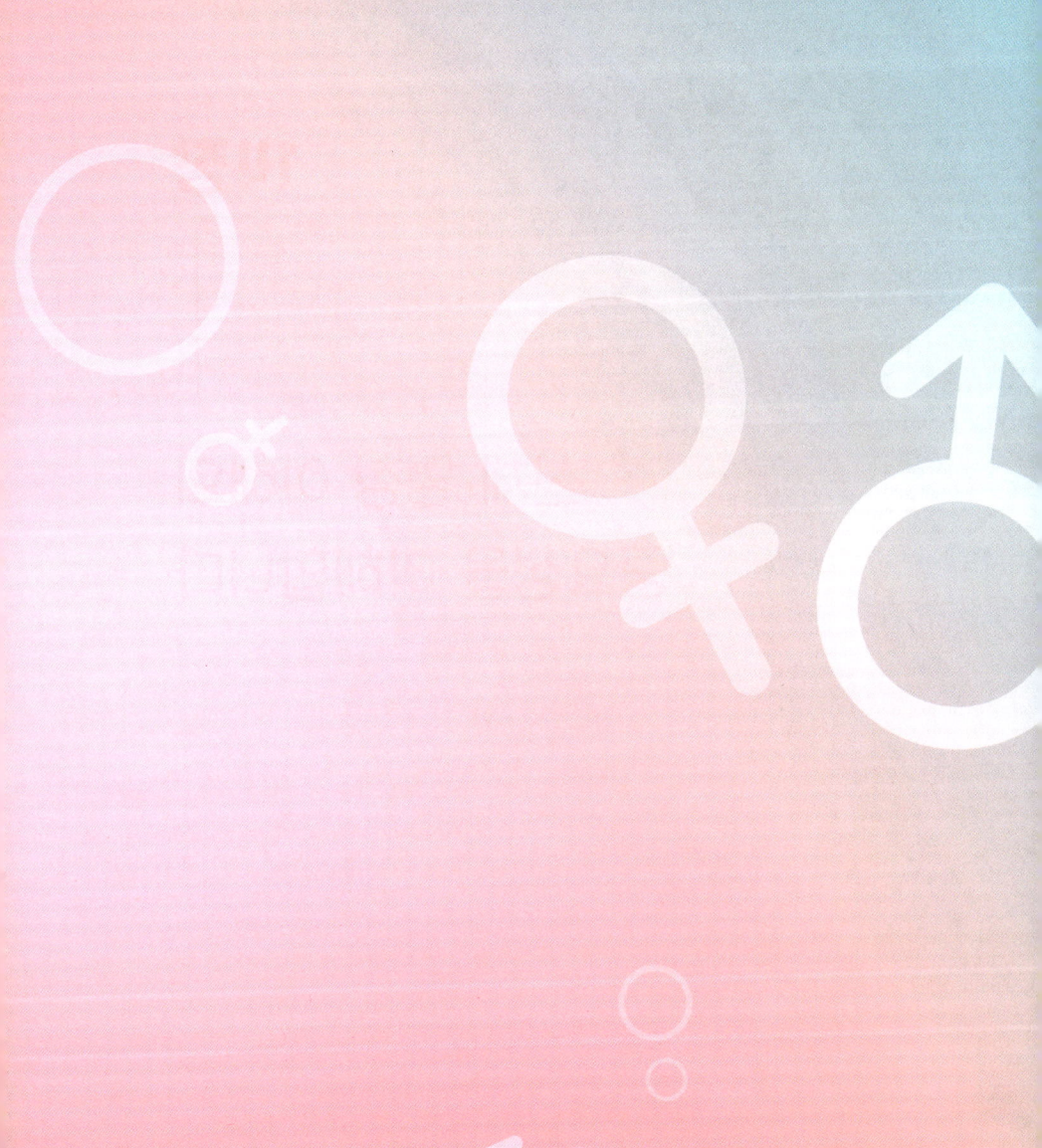

성교육은 단순히 신체적 변화만을 다루는 것이 아니라, 자기 몸을 긍정적으로 이해하고 건강하게 돌보는 방법을 배우는 과정입니다. 특히, 사춘기 이전의 청소년들에게 신체 명칭을 정확히 아는 것은 자신의 몸을 존중하고, 올바른 성적 자기결정권을 행사하는 데 중요한 역할을 합니다. 생식기의 기능과 역할을 이해하는 것은 단순히 생물학적인 지식을 습득하는 것을 넘어, 자신의 몸에 대한 자부심을 갖고 건강한 성적 주체로 성장하는 데 도움을 줍니다.

1. 생식기의 기능과 역할을 배웁니다

1) 생식기의 기능

생식기는 인간의 생명을 잇는 중요한 역할을 하는 신체 기관입니다. 남성과 여성의 생식기는 각기 다른 구조를 지니고 있으며, 서로 다른 기능을 수행합니다. 남성의 경우 고환과 음경을 포함하며, 고환에서는 정자를 생성하고, 음경은 소변과 정자가 몸 밖으로 배출되는 통로 역할을 합니다. 여성의 경우 난소, 자궁(포궁), 질 등이 포함되며, 난소에서는 난자가 생성되고, 자궁(포궁)은 수정된 난자가 착상하여 태아로 성장하는 공간이 됩니다.

이러한 기능은 단순한 생물학적 작용이 아니라, 생명이 탄생하는 기적을 가능하게 하는 과정입니다. 생식기의 기능을 이해하는 것은 단순히 임신과 출산의 과정을 배우는 것이 아니라, 자신의 몸이 얼마나 정교하고 가치 있는지를 깨닫게 하는 중요한 과정이기도 합니다. 또한, 생식기의 기능을 알고 있으면, 올바른 위생 관리와 건강한 생활 습관을 유지하는 데 도움이 됩니다.

2) 생식기의 역할

생식기는 단순히 생명을 잇는 기능만을 담당하는 것이 아닙니다. 이 기관들은 성적 발달, 호르몬 분비, 그리고 개인의 성 정체성과도 밀접한 관련이 있습니다. 사춘기에 접어들면, 남성은 테스토스테론이라는 호르몬이 증가하면서 목소리가 변하고 근육량이 증가하는 등의 신체적 변화를 경험하게 됩니다. 여성은 에스트로겐과 프로게스테론이라는 호르몬이 증가하면서 가슴이 발달하고 생리가 시작되는 등 몸에 큰 변화가 나타납니다.

이러한 변화들은 모두 자연스러운 과정이며, 우리의 몸이 건강하게 성장하고 있다는 신호입니다. 따라서 사춘기 이전에 자신의 몸이 앞으로 어떻게 변할지 이해하고 준비하는 것은 매우 중요합니다. 신체 변화를 미리 알게 되면 불안함이 줄어들고, 자신의 몸을 긍정적으로 받아들이는 데 도움이 됩니다. 또한, 생식기의 역할을 이해하는 것은 성적 자기결정권과 관련된 중요한 요소이기도 합니다. 자신의 몸을 존중하는 것은 타인의 몸을 존중하는 태도로 이어지며, 건강한 관계 형성과도 연결됩니다.

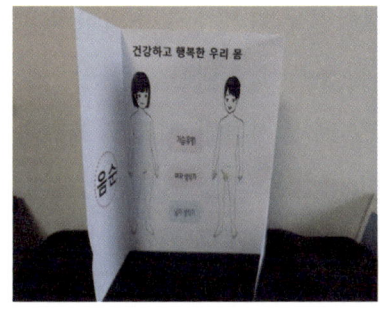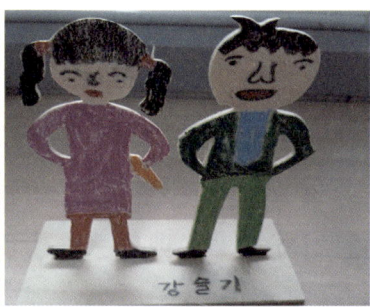

<생명, 사랑, 관계를 활동으로 배우기>

2. 신체 명칭을 정확히 알아야 하는 이유입니다

어린 시절부터 신체 명칭을 정확히 배우는 것은 자기 몸에 대한 올바른 이해를 형성하는 데 필수적입니다. 특히 생식기의 경우, 애매하거나 부정확한 표현을 사용하면 신체에 대한 부정적인 인식이 형성될 수 있습니다. 예를 들어, 일부 문화권에서는 생식기를 부끄럽거나 숨겨야 하는 것으로 여기기도 하지만, 이는 오히려 건강한 성교육을 방해할 수 있습니다. 신체의 모든 부위는 각기 중요한 기능이 있으며, 생식기도 마찬가지로 자연스럽고 소중한 기관이라는 점을 인식하는 것이 중요합니다.

또한, 신체 명칭을 정확히 아는 것은 자신의 몸을 보호하는 데도 큰 도움이 됩니다. 만약 아이가 생식기의 정확한 명칭을 모르면, 자신의 몸에 대한 위협이나 불편한 상황을 겪었을 때 이를 제대로 표현하지 못할 수도 있습니다. 예를 들어, 누군가가 부적절한 신체 접촉을 시도했을 때, 생식기 몸의 명칭을 정확히 말할 수 있다면 더 효과적으로 도움을 받을 수 있습니다.

성교육자는 신체 명칭을 가르칠 때 긍정적인 태도를 유지하며, 아이들이 자신의 몸을 소중히 여길 수 있도록 도와야 합니다. 신체 명칭을 배우는 과정에서 "이 단어를 부끄러워할 필요 없어", "우리 몸의 모든 부분은 다 소중해"라는 메시지를 지속적으로 전달하는 것이 중요합니다. 이를 통해 아이들은 자신의 몸을 당당하게 이해하고 표현할 수 있으며, 건강한 성적 자아를 형성할 수 있습니다.

사춘기 이전의 청소년들에게 신체 명칭을 정확히 가르치는 것은 단순한 지식 전달이 아니라, 자기 몸을 존중하고 건강한 성적 주체로 성장할 수 있도록 돕는 과정입니다. 생식기의 기능과 역할을 올바르게 이해하면, 자신의 신체 변화를 자연스럽게 받아들이고 긍정적인 성 인식을 형성하는 데 도움이 됩니다. 또한, 신체 명칭을 정확히 아는 것은 자기 보호 능력을 높이고, 건강한 성적 자기결정권을 행사하는 데 필수적인 요소입니다. 성교육자로서 우리는 아이들이 자신의 몸을 소중히 여기고, 스스로 존중할 수 있도록 따뜻하고 긍정적인 교육 환경을 제공해야 합니다.

부모와 교사가 함께 신체 명칭 교육을 효과적으로 진행하려면, 일관된 메시지를 전달하고 자연스럽게 받아들일 수 있도록 환경을 조성하는 것이 중요합니다. 다음과 같은 방법이 도움이 될 수 있습니다.

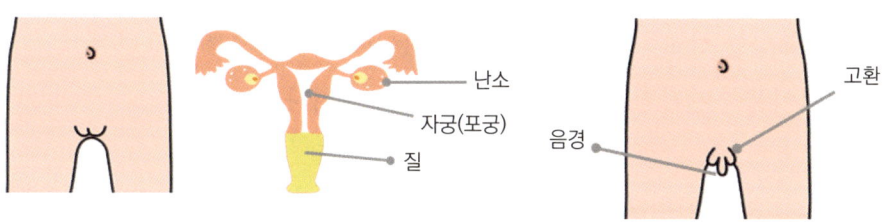

〈출처 : 교육부 자료〉

1) 일상에서 자연스럽게 신체 명칭 사용하기

신체 명칭을 가르칠 때는 특별한 상황을 만들기보다는 일상생활 속에서 자연스럽게 사용하는 것이 중요합니다.

부모는 아이가 목욕하거나 옷을 갈아입을 때, 또는 화장실에서 위생 관리를 할 때 정확한 신체 명칭을 사용하여 설명합니다. 예를 들어, "소변을 볼 때 음경을 깨끗이 씻어야 해" 또는 "질을 청결하게 유지하는 것이 중요해"라고 말할 수 있습니다.

교사는 신체와 관련된 교육에서 애매한 표현 대신 정확한 용어를 사용하고, 신체 명칭을 부끄럽지 않게 말할 수 있도록 지도합니다.

2) 그림책과 교구 활용하기

신체 명칭을 자연스럽게 익힐 수 있도록 어린이용 그림책이나 교구를 활용하는 것도 좋은 방법입니다.

부모는 성교육 그림책을 함께 읽으며, 아이가 생식기 명칭을 자연스럽게 받아들이도록 돕습니다. 예를 들어, "이 책에서 음경은 어떻게 나와 있지?"와 같이 질문하며 아이의 반응을 살펴볼 수 있습니다.

교사는 성교육 수업에서 인체 모형이나 그림 자료를 사용하여 아이들이 시각적으로 이해할 수 있도록 합니다.

3) 감정과 연결하여 긍정적인 태도 형성하기

아이들이 신체 명칭을 긍정적으로 받아들이도록 하려면 감정과 연결하는 것이 중요합니다.

부모는 "우리 몸의 모든 부분은 다 소중해"라는 메시지를 반복해서 전달하며, 아이가 생식기 명칭을 부정적으로 여기지 않도록 합니다.

교사는 "이름을 아는 것은 내 몸을 잘 돌보는 첫걸음이야"라고 강조하며 아이들이 신체 명칭을 익히는 것이 건강한 성장의 일부임을 이해하도록 돕습니다.

4) 공통된 용어 사용하기

부모와 교사가 동일한 용어를 사용하는 것이 중요합니다.

가정에서 부모가 "거기" 또는 "소중히" 같은 별칭을 쓰고, 학교에서는 '음경'이나 '음순'이라는 정확한 명칭을 사용하면 아이가 혼란스러울 수 있습니다.

부모와 교사는 미리 협의하여 동일한 용어를 사용하고, 아이들이 일관되게 익힐 수 있도록 합니다.

5) 부모와 교사의 협력 강화하기

부모와 교사가 함께 신체 명칭 교육을 진행하면 아이들이 더 안정적으로 학습할 수 있습니다.

성교육 워크숍이나 부모 교육을 통해 신체 명칭 교육의 필요성을 공유하고, 가정과 학교에서 같은 방향으로 교육이 이루어지도록 합니다.

부모가 아이와 신체 명칭에 대한 대화를 나눌 수 있도록 교사가 가정 활동 자료나 가이드라인을 제공하면 효과적입니다.

6) 아이들의 질문을 자연스럽게 받아들이기

아이들이 신체 명칭이나 성과 관련된 질문을 할 때, 어른이 당황하거나 금기시하면 아이들은 주제 자체를 불편하게 느낄 수 있습니다.

부모는 "좋은 질문이야! 우리 몸에 대해 아는 건 중요한 일이야"라고 말하며 긍정적인 반응을 보입니다.

교사는 "궁금했구나? 함께 알아볼까?"라고 말하며 열린 태도로 질문을 받아줍니다.

7) 신체 명칭과 자기 보호 교육을 함께 진행하기

신체 명칭을 배우는 것은 자기 몸을 보호하는 능력과도 직결

됩니다.

 부모는 "내 몸은 내가 지켜야 해. 만약 누군가 네 몸을 불편하게 만지려고 하면, 정확하게 이야기해야 해"라고 가르치면서 신체 명칭을 활용해 설명합니다.

 교사는 "다른 사람이 내 몸을 만지려고 할 때, 싫다고 말할 수 있어. 그리고 어른에게 바로 이야기해야 해"라고 교육하며 신체 명칭을 자연스럽게 연결합니다.

 부모와 교사가 함께 신체 명칭 교육을 하면 아이들은 신체에 대한 긍정적인 인식을 형성하고, 자기 몸을 더 잘 이해하고 보호할 수 있습니다. 중요한 것은 신체 명칭이 부끄럽거나 숨겨야 할 것이 아니라, 자연스럽고 소중한 것임을 강조하는 것입니다. 가정과 학교에서 일관된 메시지를 전달하고, 열린 태도로 아이들의 궁금증을 받아들이는 것이 효과적인 신체 명칭 교육의 핵심입니다.

3. 신체 명칭 교육이 자기 보호 능력 향상에 미치는 영향

 신체 명칭 교육은 단순히 신체 부위의 이름을 아는 것을 넘어, 자신의 몸을 존중하고 안전하게 지키는 능력을 키우는 데 중요한 역할을 합니다. 정확한 신체 명칭을 배우면 아이들은 자신의 신체를 더 잘 이해하고, 위험한 상황에서 효과적으로 대처할 수 있습니다. 이는 성폭력 예방, 자기결정권 강화, 건강한 자아 형성 등과도 밀접한 관련이 있습니다.

1) 위험 상황에서 도움을 요청하는 능력 향상

어린이가 자신의 신체를 정확한 명칭으로 표현할 수 있을 때, 부적절한 신체 접촉이나 성적 학대를 겪었을 경우 더 명확하게 설명하고 도움을 요청할 수 있습니다.

예를 들어, 아이가 "이상한 일이 있었어요"라고 막연하게 이야기하는 것보다, "어떤 사람이 내 음경을 만지려고 했어요"라고 구체적으로 표현할 수 있다면, 부모나 교사가 즉각적으로 상황을 인지하고 적절한 조치를 취할 수 있습니다.

신체 명칭을 모호하게 가르치면 아이들이 자신의 경험을 설명하기 어려워지고, 위험한 상황에서도 침묵할 가능성이 커집니다.

2) 자기 몸에 대한 주체성 및 경계 설정 능력 강화

신체 명칭 교육을 통해 자신의 몸에 대한 인식을 높이면, 아이들은 자신의 신체에 대한 주체성을 가지게 됩니다. 이는 곧 타인의 부적절한 행동을 거부하는 능력으로 이어집니다.

아이가 자신의 몸을 존중하는 법을 배우면, 누군가가 허락 없이 신체를 만지려고 할 때 "싫어요", "만지지 마세요"라고 분명하게 표현할 수 있습니다.

또한, 자신뿐만 아니라 타인의 신체 경계를 존중하는 태도를 배울 수 있습니다. "내 몸은 소중하듯이, 다른 사람의 몸도 소중해"라는 인식을 가질 수 있도록 지도해야 합니다.

3) 성폭력 예방과 건강한 대인관계 형성

아이들이 신체 명칭을 제대로 알지 못하면, 성적 학대나 성폭력 피해를 입었을 때 이를 정확히 인식하지 못할 가능성이 있습니다. 반면, 올바른 신체 명칭을 배우면 자신의 몸을 보호하는 법을 알고, 위험한 상황을 감지하는 능력이 향상됩니다.

예를 들어, "다른 사람이 내 몸을 만지려고 하면 반드시 부모님이나 선생님께 이야기해야 해"라는 교육을 받을 때, 아이들은 부적절한 상황을 알리고 도움을 요청하는 것이 자연스러운 행동임을 인식하게 됩니다.

또한, 신체 명칭 교육을 통해 성적 학대의 징후를 인식하는 능력이 길러지므로, 성폭력 예방 효과도 커집니다.

4) 자신의 몸을 긍정적으로 인식하는 태도 형성

정확한 신체 명칭을 아는 것은 자신의 몸을 긍정적으로 받아들이는 데도 도움이 됩니다. 신체를 부정적으로 여기거나 부끄럽게 느끼면, 자신의 몸을 소중하게 다루는 법을 배우기 어렵습니다.

아이들이 자신의 생식기를 숨겨야 할 부끄러운 것이 아니라, 건강하고 소중한 신체 일부로 인식하면, 자연스럽게 자기 관리와 위생 습관도 형성됩니다.

이는 사춘기 이후에도 건강한 신체 인식을 유지하고, 성적 자기결정권을 올바르게 행사하는 데 긍정적인 영향을 줍니다.

5) 자기 의사 표현 능력 향상

신체 명칭을 정확히 알고 사용하는 것은 아이들이 자신의 감정과 생각을 표현하는 능력을 키우는 데도 도움을 줍니다.

"나는 내 몸을 존중받고 싶어요", "이런 행동은 불편해요"라고 말할 수 있는 능력이 길러지면, 불쾌하거나 위협적인 상황에서도 자신의 입장을 분명히 밝힐 수 있습니다.

이러한 의사 표현 능력은 성인이 되어서도 건강한 대인관계를 형성하는 데 중요한 역할을 합니다.

신체 명칭 교육은 단순한 용어 학습이 아니라, 아이들이 자신의 몸을 이해하고 안전하게 지킬 수 있도록 돕는 중요한 과정입니다. 신체 명칭을 정확히 알고 사용할 수 있으면, 위험한 상황에서 도움을 요청하는 능력이 향상되고, 자신의 몸에 대한 주체성과 경계를 설정할 수 있습니다. 또한, 건강한 자아 형성과 성폭력 예방에도 긍정적인 영향을 미칩니다. 따라서 부모와 교사는 신체 명칭 교육을 자연스럽고 긍정적인 방식으로 진행하여, 아이들이 자기 몸을 소중하게 여기고 보호할 수 있도록 도와야 합니다.

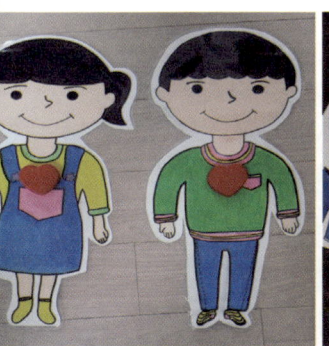 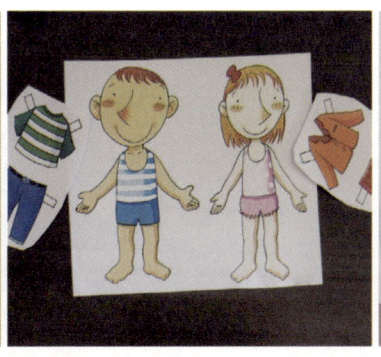 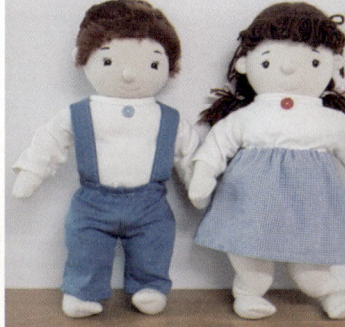

<교구를 활용한 생식기의 명칭과 보호하는 방법을 배움>

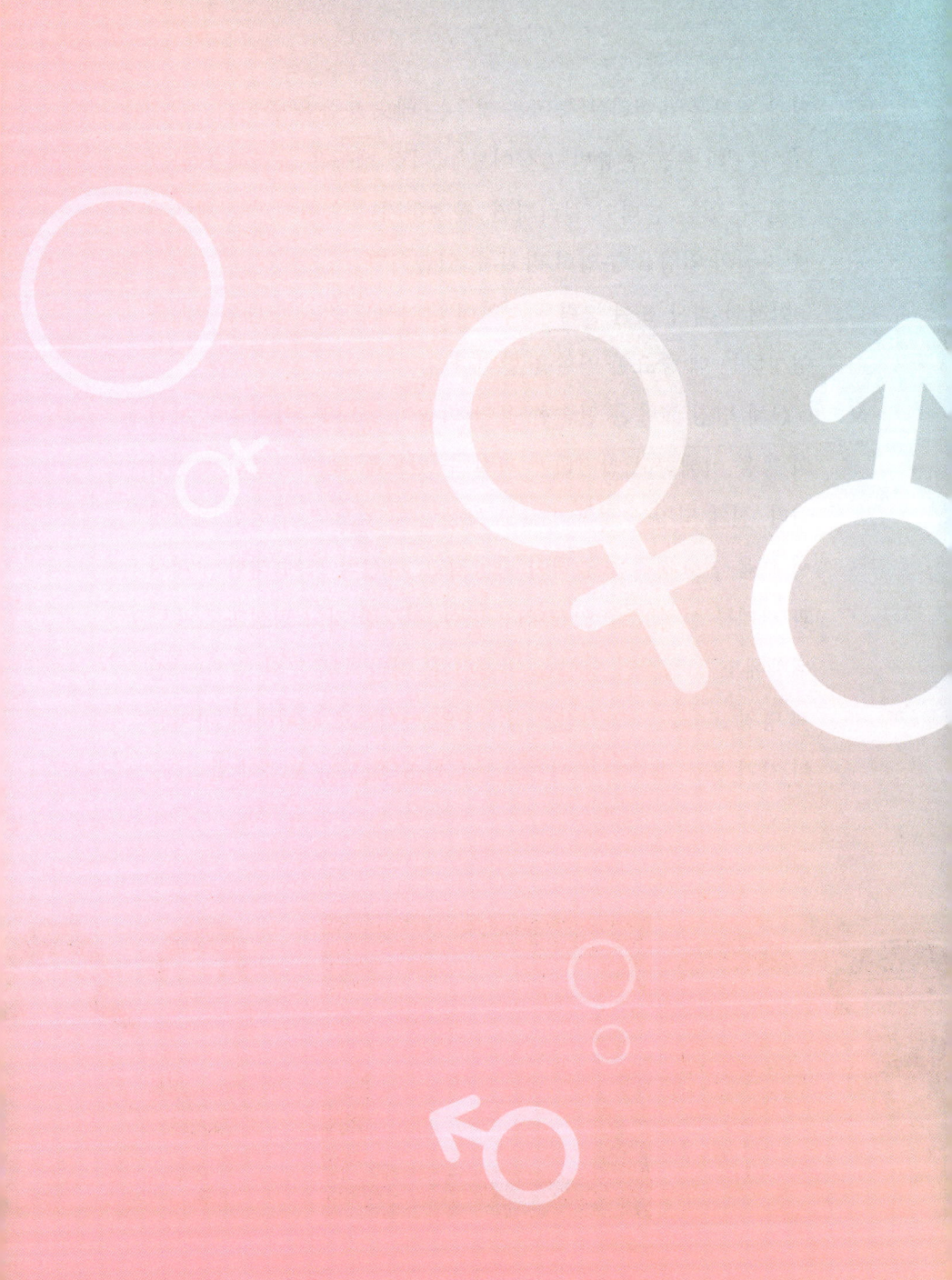

15장

부모가 성교육할 때
가장 많이 하는
실수가 있습니다

부모가 자녀에게 성교육을 할 때 몇 가지 흔한 실수를 범할 수 있습니다. 성교육은 단순히 신체적인 변화나 생식에 대한 지식을 전달하는 것이 아니라, 자녀가 건강한 성 가치관과 자기 보호 능력을 갖추도록 돕는 과정입니다. 그러나 부모가 아래와 같은 실수를 하면, 아이가 성에 대해 왜곡된 인식을 가지거나 부모와의 대화에서 불편함을 느낄 수 있습니다.

1. 부모가 성교육을 진행할 때 이런 실수를 합니다

1) 성교육을 너무 늦게 시작하는 것
많은 부모가 사춘기가 된 후에야 성교육이 필요하다고 생각합니다. 하지만, 아이들은 유아기부터 자신의 몸에 대해 배우고 성에 대한 호기심을 가지기 시작합니다.
너무 늦게 시작하면 아이는 이미 인터넷이나 또래 친구들로부터 잘못된 정보를 접했을 가능성이 큽니다.

바람직한 방법
- 유아기부터 신체 명칭을 올바르게 가르치고, 자기 몸을 보

호하는 법을 교육하세요.
- 사춘기 전에 생리, 몽정 등 신체 변화에 대해 미리 알려줘야 해요.
- 자연스럽고 단계적으로 성교육을 진행하세요.

2) 성적인 주제를 금기시하거나 피하는 것

부모가 성에 대해 말하기를 꺼리면, 아이도 성을 부정적이거나 숨겨야 할 것으로 인식할 수 있습니다. 부모가 "그런 건 나중에 이야기하자", "너무 어린데 그런 걸 왜 궁금해해?"라고 하면 아이는 성에 대해 혼자 해결하려 할 가능성이 큽니다.

결국, 신뢰할 수 없는 인터넷 정보나 또래 문화를 통해 배우게 될 수 있습니다.

바람직한 방법
- 성에 관하여 묻는 아이에게 "좋은 질문이야!"라고 반응하며 열린 태도를 보이세요.
- 아이의 연령에 맞춰 단계적으로 정보를 제공하세요.
- 성을 부끄럽거나 숨겨야 하는 것이 아닌, 자연스러운 것이라고 가르치세요.

3) 신체 명칭을 부정확하게 가르치는 것

성기를 '그곳', '찌찌', '똥꼬' 같은 별명으로 가르치는 것은 올바른 신체 주권을 형성하는 데 방해가 됩니다. 아이가 자신의 몸을 올바르게 이해해야 건강한 성 인식을 가질 수 있습니다.

바람직한 방법

- 음경, 음순 등 의학적으로 정확한 용어를 사용하세요.
- "네 몸의 모든 부위는 중요한 역할을 해. 눈, 코, 입처럼 성기도 중요한 부분이야."

4) 성폭력 예방 교육을 너무 무섭게 하는 것

"모르는 사람이 널 잡아가면 어떡해?", "이상한 사람이 너를 만질 수도 있어"처럼 공포심을 주는 방식은 효과적이지 않습니다. 아이가 지나치게 불안해지거나, 모든 신체 접촉을 부정적으로 받아들일 수 있습니다.

바람직한 방법

- 긍정적인 방식으로 자기 보호 방법을 가르치세요.
- "너의 몸은 소중해, 네가 싫다면 언제든 '싫어!'라고 말할 수 있어."
- "어떤 터치는 기분 좋고, 어떤 터치는 불편할 수 있어. 불편하면 언제든 부모님께 말해."

5) 성을 부정적으로 가르치는 것

성에 대하여 설명할 때 "더러운 것", "하지 말아야 할 것"처럼 부정적인 표현을 사용하면 아이는 성에 대해 죄책감을 가질 수 있습니다. 특히 여아에게 "여자는 조심해야 해.", "여자는 몸가짐을 단정히 해야 해."라고 가르치는 것은 잘못된 성별 고정관념을 강화할 수 있습니다.

바람직한 방법
- 성은 자연스럽고 소중한 것임을 강조하세요.
- "성은 사람들이 친밀함을 나누고 사랑을 표현하는 중요한 방법이야."
- "네 몸은 네 것이고, 네가 존중받아야 하는 것처럼 다른 사람의 몸도 소중해."

6) 성교육을 단편적으로 한 번만 하는 것

성교육은 한 번으로 끝나는 것이 아니라, 아이의 성장 과정에 맞춰 지속적으로 이루어져야 합니다. 부모가 한 번 이야기하고 끝내면, 아이는 추가적인 질문을 하거나 더 깊이 이해할 기회를 놓칠 수 있습니다.

바람직한 방법
- 아이가 어릴 때부터 나이에 맞는 성교육을 꾸준히 진행하세요.
- 성과 관련된 질문을 하면 항상 열린 태도로 답하세요.
  예를 들어, 초등학교 때는 신체 변화, 중학생이 되면 관계와 책임까지 확장할 수 있습니다.

7) "하지 마"라는 금지 위주의 교육만 하는 것

"절대 성관계를 하면 안 돼.", "절대 손잡으면 안 돼." 같은 금지 위주의 교육은 아이에게 오히려 더 큰 호기심을 불러일으킬 수 있습니다. 또한, 성에 대한 책임감이나 건강한 관계 형성 방법을 배우지 못하게 됩니다.

바람직한 방법

- 성에 대해 금지하기보다는 책임과 존중에 대해 가르치세요.
- "네가 원하는 관계를 맺을 때는 서로 존중하고 동의하는 것이 중요해."
- "건강한 성은 서로의 감정을 존중하고, 신체적·정서적으로 안전해야 해."

8) 부모가 모범을 보이지 않는 것

부모가 성에 관해 이야기할 때 어색해하거나 민망해하면, 아이도 성에 대해 불편함을 느낍니다. 또한, 부모가 평소 성차별적 표현이나 행동을 하면 성평등 교육이 제대로 이루어지지 않습니다.

바람직한 방법

- 성과 관련된 대화를 할 때 자연스럽고 편안한 태도를 유지하세요.
- 부부 간의 관계에서 상호 존중하는 모습을 보여주세요.
- 성평등한 언어와 행동을 실천하세요.

2. 부모들이 발달장애 자녀의 성교육에서 자주 볼 수 있는 실수입니다

1) 성교육 자체를 생략하거나 너무 늦게 시작하는 것

부모들은 성교육을 사춘기 이후에 해야 한다고 생각하는 경우가 많지만, 성교육은 어릴 때부터 시작되어야 합니다. 특히 발달장애 자녀의 경우, 신체 변화나 성적 자기결정권에 대한 이해가 늦어질 수 있기 때문에 더 일찍 시작하는 것이 중요합니다. 예를 들어, '좋은 스킨십과 나쁜 스킨십'을 구분하는 법을 유아기부터 가르쳐야 합니다.

2) 성을 부정적인 것으로만 가르치는 것

성교육을 성범죄 예방이나 위험 회피 중심으로만 가르치는 경우가 많습니다. 하지만 성은 부정적인 것이 아니라, 자기 몸을 알고 존중하며 건강한 관계를 형성하는 중요한 요소입니다. 올바른 성 개념을 심어주지 않으면 자녀가 스스로 감정을 부정하거나 왜곡된 성 개념을 갖게 될 수 있습니다.

3) '발달장애인은 성적 욕구가 없다'라고 생각하는 것

일부 부모들은 자녀가 성적인 욕구를 가지지 않을 것이라고 착각하여 성교육을 소홀히 합니다. 하지만 발달장애인도 비장애인과 마찬가지로 성적 호기심과 욕구를 가질 수 있습니다. 이러한 욕구를 건강하고 안전하게 표현하는 법을 가르쳐야 합니다. 예를 들어, 자위행위의 적절한 장소나 방법에 대해 알려주는 것이 필요합니다.

4) 실제적인 교육보다 이론적 설명에 집중하는 것

발달장애 자녀는 개념적인 설명보다 구체적인 예시나 반복적인 학습을 통해 더 잘 이해할 수 있습니다. 하지만 많은 부모가 책이나 말로만 성교육을 진행하려 하고, 실질적인 행동 교육은 부족하게 됩니다. 예를 들어, 생리 교육을 할 때 그림이나 설명만 하는 것이 아니라 실제 생리대 사용법을 보여주고 연습할 수 있도록 해야 합니다.

5) 인터넷이나 미디어 교육을 간과하는 것

발달장애 자녀도 인터넷을 통해 성적인 정보를 접할 가능성이 큽니다. 하지만 부모들은 이를 통제하기만 하고, 어떻게 올바르게 정보를 가려낼지 가르치지 않는 경우가 많습니다. 따라서 올바른 성 정보 찾기, 가짜 뉴스 구별하기, 위험한 온라인 대화 피하는 법 등을 교육해야 합니다.

6) 연애나 결혼에 대한 논의를 배제하는 것

부모들은 발달장애 자녀가 연애나 결혼을 하지 않을 거로 생각하고 이에 대한 교육을 아예 하지 않는 경우가 많습니다. 하지만 발달장애인도 사랑하고 관계를 맺을 권리가 있으며, 이에 대한 교육이 부족하면 부적절한 관계에 노출될 가능성이 커집니다. 건강한 관계 맺기, 동의의 개념, 안전한 연애 방식 등을 가르쳐야 합니다.

7) '성폭력 예방'을 피해자로서만 가르치는 것

부모들은 주로 자녀가 피해자가 되지 않도록 성폭력 예방 교육을 하지만, 가해자가 되지 않도록 하는 교육도 필요합니다. 상대방의 동의를 구하는 법, 스킨십의 적절한 범위, 타인의 신체 경계를 존중하는 법 등을 가르쳐야 합니다.

8) 부모가 먼저 성에 대해 불편해하는 것

부모가 성에 대해 터부시하거나 대화하기를 꺼리면, 자녀도 성을 부정적인 것으로 여기거나 부모에게 질문하는 것을 두려워할 수 있습니다. 성교육을 자연스럽게 받아들이고 열린 태도로 대화를 시도하는 것이 중요합니다.

이러한 실수를 피하려면, 부모가 먼저 성교육에 대한 인식을 바꾸고, 자녀의 발달 수준에 맞춘 실질적인 교육을 꾸준히 진행해야 합니다. "성교육은 특정 시기에만 필요한 것이 아니라, 일상 속에서 자연스럽게 이루어져야 한다"는 점을 기억해야 합니다.

마무리

모든 부모가 성교육을 할 때 가장 중요한 것은 아이와 열린 대화를 지속하는 것입니다. 성교육을 단순히 지식을 전달하는 것이 아니라, 아이가 성에 대해 건강한 가치관을 형성하고 자기 몸을 존중하도록 돕는 과정임을 기억하세요.

16장

부모가 가정에서
성폭력 예방 교육을
실천하는 방법을 알아봅시다

가정에서 부모가 성폭력 예방 교육을 실천하는 것은 아이의 자기 보호 능력을 키우는 데 매우 중요합니다. 특히, 부모가 성교육을 자연스럽게 받아들이고 지속적으로 대화할 때 아이는 자신의 몸을 소중히 여기고, 위험한 상황에서 스스로를 보호하는 법을 익힐 수 있습니다.

1. 부모와 가정에서 할 수 있는 성폭력 예방교육 8가지 방법을 알아봅니다

1) 정확한 신체 명칭 가르치기

아이가 자신의 몸을 정확히 이해해야 성폭력 예방도 효과적입니다. 신체 부위를 부끄러워하지 않고 정확한 이름(예: 성기, 음경, 질, 가슴 등)으로 가르쳐야 합니다.

"그곳" "찌찌" 같은 애매한 표현이 아니라, 의학적으로 정확한 용어를 사용하세요.

실천 방법

· "우리 몸에는 중요한 부분들이 있어. 예를 들면 눈, 코, 입처

럼 성기도 중요해."
- 그림책을 활용해 자연스럽게 신체 명칭을 가르치기.

2) "내 몸은 내 것" 개념 익히기
아이가 자신의 몸을 존중하고 보호하는 방법을 배우도록 돕습니다. 아이에게 "네 몸은 네 것이야. 아무도 허락 없이 만지면 안 돼."라고 알려주세요.

실천 방법
- 아이가 스스로 옷을 입고 벗는 연습을 하면서 자기 몸을 보호하는 감각 익히기.
- "누군가 네 몸을 만지려고 하면 어떻게 할까?"라고 질문하며 이야기 나누기.

3) 좋은 터치와 나쁜 터치 구별하기
성폭력 예방의 기본은 어떤 신체 접촉이 괜찮고, 어떤 것이 위험한지 아는 것입니다. "좋은 터치(안전한 접촉) vs. 나쁜 터치(불편한 접촉)"를 쉽게 구분하도록 돕습니다.

실천 방법
- 좋은 터치 : 부모의 포옹, 친구와 하이파이브
- 나쁜 터치 : 속옷 속 신체 부위를 만지는 것, 원하지 않는 신체 접촉
- 애매한 터치 : 누군가 계속 가까이 다가와 불편한 느낌이 드는 것

역할극 추천
- "친구가 너를 안아주고 싶어 해. 어떻게 할까?"
- "누군가 네 손을 계속 잡고 싶어 해. 어떻게 하면 좋을까?"

4) "싫어요"라고 말하는 연습

성폭력 가해자는 아이가 거절하지 못할 거라고 생각하고 접근합니다. 아이가 거절하는 연습을 해야 실제 위험한 상황에서도 본능적으로 행동할 수 있습니다.

실천 방법
- 거울 앞에서 큰 소리로 "싫어요!", "하지 마세요!" 말하는 연습하기.
- 부모가 가해자 역할을 하고, 아이가 "싫어요!"라고 말하는 역할극 진행.
- 가정에서 부모가 아이의 거부 의사를 존중하는 태도를 보여야 함. (예: "엄마가 안아줄까?" → 아이가 "아니요" 하면 "알겠어"라고 존중하기.)

5) 비밀을 강요받으면 안 된다고 가르치기

성폭력 가해자는 "이건 우리만의 비밀이야."라고 속이며 아이가 말하지 못하도록 합니다. "나쁜 비밀과 좋은 비밀"을 구별하는 법을 알려줘야 합니다.

실천 방법
- 좋은 비밀 : 생일 선물 준비, 친구를 위한 깜짝 카드

- 나쁜 비밀 : 누군가 내 몸을 이상하게 만지라고 했을 때
- "누군가 나쁜 비밀을 말하라고 하면, 부모님께 꼭 이야기해야 해."

질문하기
"만약 누군가가 '이건 비밀이야. 절대 말하면 안 돼'라고 하면 어떻게 할까?"

6) 도움을 요청하는 방법 가르치기

성폭력 상황에서 아이가 도움을 요청하는 능력을 길러야 합니다.
"위험한 상황에서는 혼자 해결하려 하지 말고, 믿을 수 있는 어른에게 말해야 해."

실천 방법
- 가족, 선생님, 경찰, 상담사 등 도움을 줄 수 있는 어른 목록 만들기.
- "만약 이상한 일이 생기면 누구한테 말할 수 있을까?" 질문하며 대화하기.
- "부모님은 언제든 너의 이야기를 들을 준비가 되어 있어."라는 말 자주 하기.

도움을 요청하는 연습
- 부모가 "네가 불편한 일을 겪었어. 누구한테 말할까?" 질문하기.
- 아이가 "엄마한테 말할래요!"라고 대답하면 격려하기.
- "잘했어! 네가 불편한 걸 말하는 건 정말 중요한 일이야."

7) 성폭력 예방 관련 그림책 함께 읽기

성교육 그림책을 활용하면 부담 없이 자연스럽게 성폭력 예방 교육이 가능합니다. 아이가 혼자 읽도록 두지 말고, 부모가 함께 읽으며 대화해야 합니다.

추천 그림책
- 내 몸은 소중해요 – 신체 주권에 대한 이야기
- 싫어요! 하지 마세요! – 거부 의사 표현 연습
- 이건 비밀이 아니야 – 비밀 강요 상황 대처법

책 읽기 후 질문 예시
- "주인공이 '싫어요'라고 말했을 때 어떻게 됐어?"
- "너라면 어떤 행동을 했을까?"

8) 부모가 일상에서 지속적으로 대화하기

가정에서 성폭력 예방 교육은 한 번으로 끝나면 효과가 없습니다. 일상 속에서 자연스럽게 성에 대한 대화를 이어가야 합니다. 아이가 성에 대해 궁금해하면 당황하지 말고 차분히 대답하세요.

실천 방법
- 목욕하거나 옷 갈아입을 때 신체 명칭 이야기 나누기.
- 뉴스에서 관련 사건이 나오면 아이와 이야기 나누기.
- "네 몸은 네 것이야. 보호하는 방법을 계속 배워야 해."라고 자주 말하기.

부모가 성폭력 예방 교육을 실천하면 아이는 자신의 몸을 존중하고, 위험한 상황에서 보호할 수 있는 힘을 기르게 됩니다. 중요한 것은 꾸준한 대화, 반복 학습, 아이의 의견 존중입니다. 아이가 불편한 상황을 겪었을 때 부모에게 솔직하게 이야기할 수 있는 분위기를 만드는 것이 가장 중요합니다.

2. 성폭력 예방 교육, 아빠의 역할이 중요합니다

아빠가 성폭력 예방 교육에서 중요한 역할을 하는 이유는 자녀에게 안전한 남성 롤모델을 제공하고, 신뢰 기반의 개방적인 성문화를 형성할 수 있기 때문입니다. 특히, 아빠는 자녀가 성역할 고정관념에서 벗어나 건강한 성 인식을 가질 수 있도록 도와주는 결정적인 역할을 합니다.

1) 아빠가 자녀에게 성 인식의 기준이 된다
건강한 남성성을 보여주는 롤모델
아빠가 자녀와의 관계에서 존중, 동의, 배려를 실천하면, 자녀도 이를 자연스럽게 배우게 됩니다.

아들이 있다면
→ 여성·약자를 배려하는 태도를 익힐 수 있음

딸이 있다면
→ 존중받는 것이 당연한 권리임을 깨달을 수 있음

가정 내에서 평등한 관계를 보여주기

가정에서 아빠가 엄마와 상호 존중하는 모습을 보이면, 자녀는 '남녀는 동등하다'는 가치관을 배웁니다.

예를 들어, "아빠도 집안일을 하는 게 당연해"라고 행동으로 보여주면, 성별에 따른 역할 고정관념을 줄일 수 있습니다.

2) 아빠와의 신체적, 감정적 교감이 자녀의 안정감을 높인다

아빠가 스킨십과 감정 표현을 존중하는 경험을 제공

자녀가 원할 때만 포옹하거나, 원치 않으면 거부해도 괜찮다고 말해주는 것만으로도 자녀는 자신의 몸에 대한 자율권을 가지는 법을 배움

"우리 가족은 서로 존중하는 방식으로 애정을 표현해"라고 가르쳐 주기

딸이 아빠와 안전한 신체 접촉 경험을 가지면, 바깥에서 위험을 감지하는 감각이 발달

만약 '좋은 터치 vs 나쁜 터치'를 아빠와의 관계에서 경험하면, 외부에서 불쾌한 신체 접촉을 당했을 때 바로 인지하고 거부할 수 있음

3) '남성 가해자 중심 사회'에서 아빠가 주는 메시지의 차별성

"모든 남자가 성폭력 가해자가 아니다"라는 메시지를 직접 전달할 수 있음, 미디어에서는 성폭력 가해자가 대부분 남성으로 그려짐.

그러나 아빠가 '책임 있는 남성'의 모습을 보여주면, 아들은 건강한 남성성을 배울 수 있고, 딸은 "모든 남성이 위험한 것은 아니다"라는 균형 잡힌 시각을 가질 수 있음.

"성폭력은 남성도 반대해야 하는 문제야"라는 가치관 심어주기

아들이 있다면, 아빠가 직접 "남자도 성폭력을 방지해야 해"라고 말하는 것이 효과적

성폭력을 남녀 문제로 나누지 않고, 책임 있는 사회 구성원의 역할로 가르치기

4) 성폭력 예방의 핵심 개념인
   '동의(Consent)'를 실천하는 모습 보이기

아빠가 일상 속에서 '동의'의 중요성을 강조하면, 자녀는 이를 내면화

"안아도 될까?"라고 먼저 묻기

딸이나 아들의 머리를 쓰다듬기 전에 "괜찮아?"라고 동의를 구하기

엄마에게도 "이거 해줄까?"라고 먼저 물어보는 모습을 보여주기

자녀는 이런 모습을 보며, 동의를 구하는 것이 당연한 행동임을 학습

아빠가 자녀의 거절을 존중하는 경험을 제공

자녀가 "싫어"라고 하면, 억지로 강요하지 않고 받아들이는 태도를 보이기

"싫다고 말해줘서 고마워. 네 감정이 중요해"라고 인정해 주기

이런 경험이 쌓이면, 자녀는 성폭력 상황에서도 '거절할 권리'가 있음을 깨닫게 됨

5) 아빠가 '디지털 성범죄 예방 교육'의 주체가 될 수 있음
**온라인 성범죄는 주로 남성 가해자가 많기에,
아빠의 조언이 더 효과적**

"나도 남자지만, 남자 친구들이 가끔 장난으로 이상한 말을 할 수 있어. 그럴 땐 그냥 넘기지 말고 단호하게 말해야 해."
"디지털 성범죄는 절대 장난이 아니야. 성폭력과 똑같아."

아들이 있다면, 친구들과 함께 있을 때 나쁜 행동을 묵인하지 않는 법을 가르치기

딸이 있다면, 누군가 이상한 사진을 요구하면 단호하게 거절하고 바로 부모에게 말하도록 교육하기

아빠가 디지털 성범죄 예방을 실천하는 모습을 보여주기
SNS, 유튜브에서 여성 혐오적인 콘텐츠를 보지 않음
"이런 건 성차별적이야"라고 가족과 이야기 나누기
아빠가 미디어를 대하는 태도가 자녀에게 큰 영향을 미침

결론 : 아빠가 성폭력 예방 교육에서 가장 중요한 이유
- 자녀에게 '안전한 남성 롤모델'이 되어 성에 대한 건강한 기준을 세울 수 있음
- 가정 내에서 성 역할 고정관념을 없애는 중요한 역할을 함
- '동의(Consent)'의 개념을 자연스럽게 익히도록 도와줄 수

있음
- 디지털 성범죄 예방을 주도적으로 가르칠 수 있음
- '남성도 성폭력 예방의 주체가 되어야 한다'는 메시지를 직접 전달할 수 있음

3. 아빠가 자녀가 함께 즐겁게 할 수 있는 성폭력예방 놀이를 소개합니다

가정에서 아빠의 신체놀이는 아이의 신체발달을 돕고 정서적 안정감을 주며, 친밀한 유대감을 형성합니다. 중요합니다. 놀이를 통해 자연스럽게 자신의 몸을 존중하며 자기 보호 감각이 발달되고 나아가서는 성폭력 예방에도 도움이 됩니다. 아빠와 집에서 할 수 있는 방법을 소개합니다.

1) '좋은 터치 vs 나쁜 터치' 역할극
놀이 방법
- 아빠와 자녀가 서로 손을 잡거나 어깨를 두드리며 "이건 어떤 터치일까?"라고 질문
- "좋은 터치"와 "나쁜 터치"를 구별하도록 돕기
  좋은 터치 : 하이파이브, 머리 쓰다듬기(동의를 구한 경우)
  나쁜 터치 : 동의 없이 만지는 것, 불쾌한 접촉
- 자녀가 스스로 "이 터치는 괜찮아요!" "이건 싫어요!"라고

표현하도록 연습

놀이 효과
- 자녀가 자신의 몸을 존중해야 한다는 개념을 배움
- 불쾌한 접촉을 거부하는 연습을 통해 실제 상황에서도 대처 가능

2) '비밀을 말해봐' 카드놀이

놀이 방법
- "좋은 비밀 vs 나쁜 비밀"에 대해 설명
- 비밀 카드(예 : "엄마에게 깜짝 선물을 준비했어", "누군가 내 몸을 이상하게 만졌는데 말하지 말래")를 준비
- 자녀가 카드를 보고, 좋은 비밀이면 계속 유지, 나쁜 비밀이면 부모에게 바로 말하기 연습

놀이 효과
- 성폭력 가해자는 보통 "이건 비밀이야"라고 말하며 침묵을 강요함
- 아이가 '비밀을 말하는 것이 안전하다'는 개념을 배움

3) '위험 상황 탈출' 역할극 놀이

놀이 방법
- 아빠가 위험한 상황을 제시하고 자녀가 대처 방법을 고민하는 게임(예 : "어떤 어른이 널 집까지 데려다주겠다고 하면?", "학교 앞에서 모르는 사람이 '엄마가 데리러 오라고 했

어'라고 하면?")
- 자녀가 올바른 행동(큰 소리로 도움 요청하기, 부모에게 알리기 등)을 선택하면 칭찬
- 틀린 답을 선택했을 때는 다시 상황을 설명하며 올바른 행동을 연습

놀이 효과

실제 위험 상황에서 당황하지 않고 대처할 수 있는 능력 향상 부모와의 신뢰를 형성하여, 자녀가 문제 발생 시 바로 알릴 수 있도록 유도

4) '동의(Consent) 퀴즈 게임'

놀이 방법

- 아빠가 퀴즈를 내고 자녀가 '예' 또는 '아니오'로 답하기

  예시 질문

  "상대방이 싫다고 하면 장난이라도 계속하면 안 된다."
  (정답: 예)

  "친구에게 포옹해도 되냐고 물어보는 건 좋은 행동일까?"
  (정답: 예)

  "부모라도 아이의 몸을 함부로 만지면 안 된다."
  (정답: 예)

- 질문을 마친 후, 이유를 함께 이야기하며 성폭력 예방 개념을 학습

놀이 효과

- 자녀가 '동의'의 개념을 이해하고 실생활에서 적용하도록 도움
- 친구, 가족, 낯선 사람과의 관계에서 자신의 권리를 보호하는 방법 학습

5) '안전한 사람 찾기' 그림 놀이
놀이 방법
- 가족, 선생님, 경찰, 낯선 사람 등 다양한 인물의 그림을 준비
- "이 사람은 안전한 사람일까?"라는 질문을 던지고,

  안전한 사람 : 가족, 선생님, 경찰 등

  위험할 수도 있는 사람 : 낯선 사람, 가까운 사람이더라도 강요하는 경우

  "위험한 상황에서는 어떤 사람에게 도움을 요청해야 할까?"를 이야기 나누기

놀이 효과
- 자녀가 안전한 사람과 위험한 사람을 구별하는 능력을 기름
- 도움이 필요할 때 누구에게 도움을 요청해야 하는지 학습

6) '도망쳐!' 안전 탈출 놀이
놀이 방법
- 아빠가 다양한 상황을 연기하며 자녀가 반응하는 놀이

  "너희 엄마 친구야, 차에 태워줄게"라고 말하면?

  (큰 소리로 "안 돼요!"라고 외치기)

"이거 비밀이야, 엄마한테 말하지 마"라고 하면?

(부모에게 바로 알리기)

- 올바른 반응을 할 때마다 작은 보상을 주며 격려

놀이 효과

- 실전 같은 연습을 통해 자녀가 성폭력 위험을 감지하는 능력 향상
- 비상 상황에서 본능적으로 안전한 행동을 할 수 있도록 유도

7) '디지털 성범죄 예방' OX 퀴즈

놀이 방법

- 아빠가 OX 퀴즈를 내고 자녀가 맞히는 게임

   예시 질문

   "온라인에서 알게 된 친구에게 내 사진을 보내도 된다?"

   (X)

   "누군가 내 사진을 요구하면 바로 부모에게 이야기해야 한다?"

   (O)

   "모르는 사람이 친구 추가를 하면 받아도 된다?"

   (X)

- 정답을 맞히면 칭찬하고, 틀리면 올바른 정보를 알려주기

놀이 효과

- 자녀가 온라인에서 자신을 보호하는 법을 배울 수 있음
- SNS, 게임 채팅 등에서 위험한 상황을 스스로 판단하는 능력 기름

> **아빠가 놀이를 통해 가르칠 수 있는 성폭력 예방 개념**
>
> - 몸의 경계를 지키는 법(좋은 터치 vs 나쁜 터치)
> - 위험한 상황에서 도움 요청하는 법
> - 비밀을 강요당할 때 대처하는 법
> - '동의'의 중요성을 자연스럽게 익히기
> - 디지털 성범죄 예방 개념을 배우기

아빠가 자녀와 성폭력 예방 놀이를 함께하면, 자녀가 스스로 위험을 인지하고 대처하는 능력을 기를 수 있습니다. 또한, 놀이를 통해 아빠와의 신뢰가 깊어지며, 어려운 상황에서도 부모에게 먼저 말할 수 있는 환경이 조성됩니다.

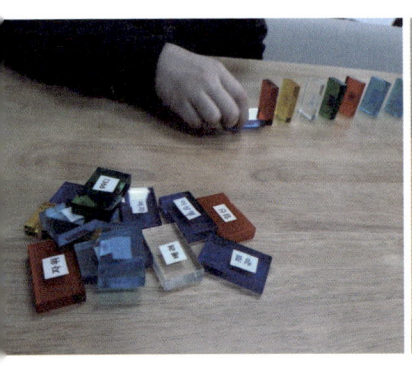 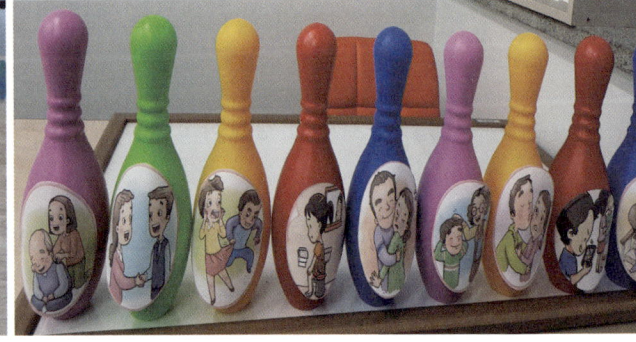

17장

사랑할 권리, 함께 살아갈 권리

청소년의 연애를 두려워하기보다, 이를 통해 건강한 인간관계를 배울 수 있도록 지도하는 것이 중요합니다. 부모님과 청소년이 서로 대화하며, 건강한 관계를 맺는 법을 배울 수 있도록 도와주어야 합니다.

1. 초등학생의 이성 교제 존중해야 합니다

초등학생의 이성 교제는 '연애'보다는 '관계 형성'의 한 과정으로 바라보는 것이 중요합니다. 성인이 생각하는 연애와는 다르며, 호기심과 감정을 탐색하는 단계이기 때문에 올바른 관계 맺기와 감정 이해 교육이 필요합니다.

1) 초등학생의 이성 교제, 어떻게 이해해야 할까?
초등학생이 이성 친구를 좋아하는 감정은 자연스러운 성장 과정입니다. 이 시기의 '좋아한다'는 감정은 연애보다는 친밀감과 호감을 표현하는 방식에 가깝습니다.

초등학생의 연애 감정은 '사회성 발달 과정'의 일부

초등학생은 또래 관계 속에서 사회적 기술을 익히고 감정을 탐색합니다.

'좋아한다'는 감정은 부모, 친구, 선생님에게도 느끼는 자연스러운 감정이며, 단순한 친밀감의 표현일 수 있습니다.

'연애'보다는 '좋아하는 감정'에 대해 배울 기회

아이들은 연애가 무엇인지 깊이 이해하지 못한 채 단순히 '친구들과 함께 있고 싶은 마음'을 표현하는 경우가 많습니다.

따라서 '좋아하는 감정'이 무엇인지, '건강한 관계'란 어떤 것인지 배우는 것이 중요합니다.

2) 초등학생의 이성 교제, 부모는 어떻게 바라봐야 할까?

부모가 초등학생의 이성 교제를 무조건 반대하거나 금지하는 것은 효과적이지 않습니다. 오히려 자연스럽게 대화하며 건강한 관계를 맺을 수 있도록 도와주는 것이 필요합니다.

무조건 금지하기보다는 열린 태도로 대하기

"너 연애하면 안 돼!"라고 강하게 반대하면 아이는 오히려 부모에게 숨기고 친구들에게서 정보를 얻으려 합니다.

대신, "어떤 점이 좋아?", "친구랑 어떻게 지내?" 같은 자연스러운 대화를 통해 감정을 이해하고 표현하는 방법을 알려줄 수 있습니다.

친구 관계를 넓히고 다양한 경험을 하도록 유도하기

특정한 한 친구에게만 집착하는 것이 아니라, 다양한 친구들과 관계를 맺으며 사회성을 키울 수 있도록 돕는 것이 중요합니다.

이성 친구뿐만 아니라 동성 친구들과도 다양한 경험을 쌓을 수 있도록 환경을 만들어 주세요.

'좋아하는 감정'에 대한 감정 교육하기

아이들이 '좋아한다'는 감정을 느끼는 것은 자연스러운 일이지만, 그것이 어떤 의미인지 이해할 수 있도록 돕는 것이 필요합니다. 예를 들어, '좋아하는 감정이 생길 수 있지만, 친구를 존중하고 배려하는 것이 더 중요하다'는 것을 가르쳐야 합니다.

'건강한 관계'에 대해 알려주기

친구를 함부로 대하거나 무리한 요구를 하는 것은 건강한 관계가 아닙니다. 상대방이 싫다고 하면 강요하지 않는 것이 중요하며, 서로 존중하는 태도가 필요함을 알려주세요.

3) 초등학생의 이성 교제에서 주의해야 할 점
연애 개념을 성인처럼 적용하지 않기

초등학생은 감정과 관계를 배우는 과정에 있기 때문에, 성인처럼 연애를 바라볼 필요는 없습니다. '사귀는 것' 자체보다, 좋은 친구로서 관계를 형성하는 것이 더 중요합니다.

연애보다는 우정과 사회성 발달에 집중하기

특정한 친구와의 관계에 집중하기보다 다양한 친구들과 어울리며 감정을 조절하는 법을 배우는 것이 중요합니다.

'좋아하는 감정'과 '친구로서의 우정'의 차이를 이해할 수 있도록 도와주세요.

미디어와 SNS의 영향을 점검하기

어린 나이에 SNS나 미디어를 통해 왜곡된 연애관을 배우는 경우가 있습니다. 아이가 접하는 콘텐츠를 함께 보고, 건강한 관계에 대해 이야기 나누는 것이 필요합니다.

결론 :
초등학생의 이성 교제,
자연스럽게 받아들이되 건강한 관계를 지도하자

초등학생의 이성 교제는 '연애'라기보다는 '감정을 배우는 과정'입니다. 무조건 금지하기보다는, 올바른 관계 형성과 감정 표현 방법을 가르쳐 주는 것이 중요합니다.

부모와 교사가 열린 태도로 대화하며, 아이들이 건강한 관계를 맺을 수 있도록 돕는 것이 가장 효과적인 교육 방법입니다.

2. 청소년 이성 교제 어른들이 바라보는 시각입니다

청소년기(특히 중·고등학교 시기)는 신체적·정신적·사회적 변화가 급격히 일어나는 시기이며, 이 과정에서 또래 관계가 중요한 역할을 합니다. 이성에 대한 관심과 교제는 자연스러운 성장 과정의 일부이지만, 청소년들은 아직 정서적·인지적 발달이 완전하지 않아 연애 과정에서 다양한 문제에 직면할 수 있습니다.

청소년의 연애는 성인과 다르게 '자아 정체성 확립', '사회적 관계 학습', '감정 조절 능력 발달' 등의 측면에서 중요한 영향을 미칩니다. 따라서 단순히 허용 또는 금지하는 접근보다는, 건강한 연애를 할 수 있도록 지도하는 것이 중요합니다.

1) 청소년 이성교제의 의미와 기능
감정 조절 및 자기 이해

청소년기는 감정이 급격히 변화하는 시기로, 사랑과 호감을 경험하며 자신의 감정을 이해하는 과정이 중요합니다. 연애를 통해 감정을 조절하고, 스스로의 욕구를 파악하며, 자신과 타인을 이해하는 법을 배울 수 있습니다.

대인 관계 기술 발달

연애는 '상대방과의 소통'이라는 중요한 요소를 포함합니다. 이 과정에서 청소년은 감정 표현, 경청, 타협, 존중 등 인간관계에 필요한 기술을 익히게 됩니다.

자아 존중감 향상

건강한 연애는 자신이 가치 있는 존재라는 것을 깨닫게 하며, 자아 존중감 형성에 긍정적인 영향을 줍니다. 연애를 통해 자신의 감정을 존중받고, 사랑받는 경험을 하면서 자아 존중감이 향상될 수 있습니다.

사회적 역할 탐색

청소년들은 연애를 통해 관계에서의 역할을 탐색하고, 성인으로 성장하는 과정에서 중요한 '파트너십'을 배우게 됩니다. 이는 장차 성인이 되었을 때 건강한 관계를 형성하는 기초가 됩니다.

2) 청소년 이성 교제의 긍정적 영향과 부정적 영향

긍정적 영향

- 사회성 발달
  연애를 통해 또래와의 관계를 더욱 폭넓게 경험할 수 있으며, 상호작용 기술이 향상됩니다.
- 자신의 감정과 욕구 이해
  자신이 원하는 관계의 모습과, 어떤 감정이 생기는지 탐색하는 과정이 될 수 있습니다.
- 정서적 안정감 제공
  서로 지지하고 의지하는 관계가 형성되면 심리적 안정감을 얻을 수 있습니다.

부정적 영향

- 감정 기복과 집중력 저하

  연애 감정이 강해질수록 감정 기복이 심해질 수 있으며, 학업이나 다른 사회적 활동에 집중하기 어려울 수 있습니다.

- 집착과 통제의 위험성

  청소년기에는 감정 조절 능력이 완벽하지 않기 때문에, 상대를 과도하게 집착하거나 통제하려는 행동이 나타날 수 있습니다.

- 성적 문제와 경계 존중 부족

  청소년 연애에서는 성적 호기심이 자연스럽게 증가하지만, 성적 동의의 개념이나 책임감이 부족할 경우 부적절한 성적 행동이 발생할 가능성이 있습니다.

- 데이트 폭력(교제폭력) 및 심리적 문제

  연애 경험이 부족한 청소년은 건강하지 않은 관계를 경험할 수 있으며, 폭력적 관계에서 벗어나지 못하거나 상대의 심리적 압박을 받는 경우가 발생할 수 있습니다.

3) 건강한 청소년 연애를 위한 지도 방안

청소년의 연애를 무조건 금지하기보다는, 건강한 관계를 맺는 법을 지도하는 것이 중요합니다.

부모와 교사의 역할

- 연애를 자연스러운 과정으로 인정하기

청소년이 연애를 경험하는 것은 성장 과정의 일부입니다. 연애 자체를 부정적으로 바라보기보다, 건강한 관계의 의미를 이해하도록 도와야 합니다.

· 열린 대화 환경 조성하기

자녀가 연애에 대한 고민을 터놓고 이야기할 수 있도록 부모와 교사가 열린 태도를 유지해야 합니다. 강압적인 금지보다는, 연애의 긍정적인 측면과 주의해야 할 점을 균형 있게 전달하는 것이 효과적입니다.

· 감정 조절 및 자기 표현 교육

청소년이 자신의 감정을 건강하게 표현하고 조절하는 방법을 배우도록 지도해야 합니다. "싫어요"라고 말할 수 있는 연습, 갈등 해결 방법, 감정 표현 방식 등을 교육하는 것이 필요합니다.

4) 데이트 폭력(교제폭력) 및 성적 동의 교육

청소년들이 연애 과정에서 경험할 수 있는 위험한 요소(강요된 성적 관계 등)에 대해 인지하도록 도와야 합니다.

성적 동의의 중요성과 안전한 관계 형성을 위한 가이드라인을 제공해야 합니다.

건강한 관계 맺기 교육

· 연애와 우정의 차이를 이해하기

단순한 호감과 깊은 감정의 차이를 이해할 수 있도록 돕습니다.

· 존중과 배려의 가치 강조하기

'연애는 서로를 소유하는 것이 아니라, 존중하는 관계'임을 강조합니다.
· 연애로 인해 중요한 것을 놓치지 않도록 하기
청소년은 연애에 빠져 학업, 취미, 친구 관계를 소홀히 할 가능성이 있습니다. 균형 잡힌 생활을 할 수 있도록 부모와 교사가 지도해야 합니다.

5) 청소년 이성교제에서 발생할 수 있는 문제와 해결책
과도한 감정 기복
해결책 : 감정을 조절하는 방법을 배우고, 연애 외에도 다양한 활동을 통해 정서적 균형을 유지하도록 돕습니다.

집착과 통제 문제
해결책 : 건강한 관계의 기준을 교육하고, 자신의 감정과 상대방의 감정을 존중하는 방법을 배울 수 있도록 합니다.

부적절한 성적 행동 및 성적 동의 문제
해결책 : 성교육을 통해 성적 동의, 경계 존중, 책임 있는 성적 행동 등에 대해 명확히 가르칩니다.

연애로 인한 학업 및 생활 균형 문제
해결책 : 연애뿐만 아니라 학업, 취미, 친구 관계 등을 함께 유지할 수 있도록 조언합니다.

6) 청소년 연애를 올바르게 바라보는 시각

청소년의 연애는 단순한 감정의 경험이 아니라, 감정 조절, 인간관계 형성, 사회적 역할 탐색 등 성장 과정의 중요한 부분입니다. 무조건적인 금지보다는 건강한 관계 맺기와 올바른 감정 표현을 배울 수 있도록 교육하는 것이 필요합니다.

부모와 교사는 열린 태도로 대화하며, 청소년들이 연애를 통해 성장할 수 있도록 돕는 역할을 해야 합니다. 건강한 연애는 미래의 성인 관계 형성에도 긍정적인 영향을 미치므로, 청소년이 좋은 관계를 배울 수 있도록 지원하는 것이 성교육의 중요한 목표 중 하나입니다.

3. 발달장애 청소년도 성교육 수업 중 '연애' 가장 관심 있어 합니다

발달장애 청소년에게 성교육을 진행할 때 연애, 스킨십, 데이트에 대한 교육은 매우 흥미로워하고 재미있어합니다. 매우 중요한 부분입니다. 발달장애 청소년은 신체적으로는 일반 청소년과 유사한 성장 과정을 겪지만, 사회적 상호작용 및 감정 조절 능력에서 차이가 있기 때문에 체계적인 교육이 필요합니다. 그들이 건강한 관계를 형성하고 안전한 연애 경험을 가질 수 있도록 효과적인 지도 방법을 구체적으로 정리합니다.

1) 발달장애 청소년을 위한 연애 교육

연애 교육의 필요성

발달장애 청소년도 또래와 마찬가지로 연애 감정을 느끼고 사랑과 친밀감을 경험하고 싶어 합니다. 그러나 감정 표현, 상대방의 의사 존중, 사회적 규범 이해 등이 부족한 경우가 많아 연애 과정에서 갈등이 발생할 가능성이 큽니다. 따라서 연애 교육에서는 다음과 같은 요소를 중점적으로 지도해야 합니다.

> 연애 감정이 무엇인지 이해하기
>
> 좋아하는 감정을 표현하는 방법
> 상대방의 감정을 존중하는 태도 배우기
> 건강한 관계와 유해한 관계의 차이 이해하기
> 연애 중 갈등을 해결하는 방법

2) 지도 방법

감정 표현 및 관계 맺기 교육

감정을 시각적으로 표현할 수 있도록 표정 카드, 그림, 역할극을 활용하여 좋아하는 감정과 친구로서의 감정을 구분하도록 돕습니다.

"나는 네가 좋아"라는 직접적인 고백보다는 "너와 함께 있으면 기분이 좋아"와 같은 자연스러운 표현을 연습합니다.

상대방이 어떻게 반응하는지 읽고 존중하는 법을 가르칩니다.

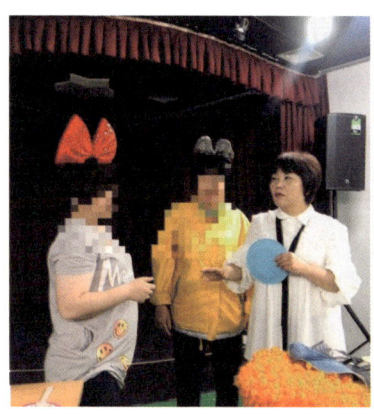 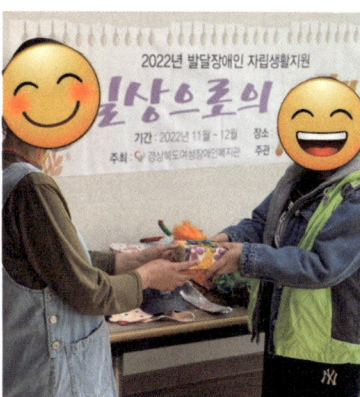

건강한 연애와 불쾌한 연애 구별하기
- 건강한 연애 : 서로를 존중하고, 편안하게 대하며, 강요하지 않는 관계
- 불쾌한 연애 : 상대방을 소유하려 하거나, 감정을 강요하고 통제하는 관계

예시 상황을 제시하고 어떤 관계가 건강한 관계인지 판단하는 훈련을 합니다.

연애에서의 규칙 이해하기
연애 관계에서도 지켜야 할 규칙이 있다는 점을 강조합니다. (예: 상대방이 싫어하는 행동을 하지 않기, 연락을 강요하지 않기)
 데이트 비용을 분담하는 법, 데이트 시간을 정하는 법 등을 구체적으로 알려줍니다.

2) 스킨십 교육 : 경계 존중과 동의 개념 지도
스킨십 교육의 필요성
 발달장애 청소년은 신체 접촉의 경계를 이해하는 데 어려움을 겪을 수 있습니다. 따라서 무분별한 스킨십을 피하고, 건강한 방식으로 친밀감을 표현할 수 있도록 교육해야 합니다.

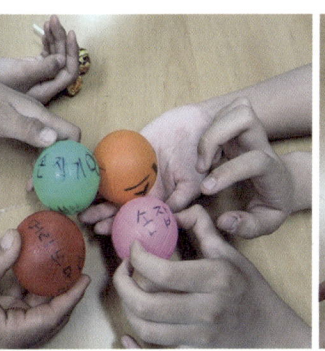 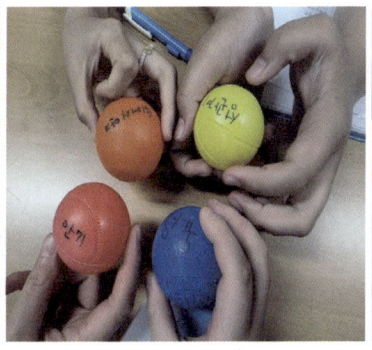 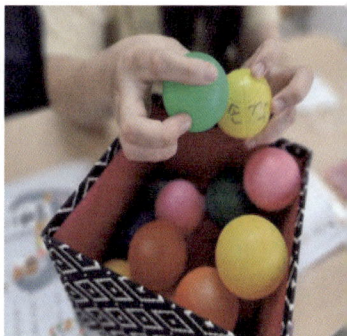

<스킨십 볼을 통해 스스로 선택하고 결정해보기>

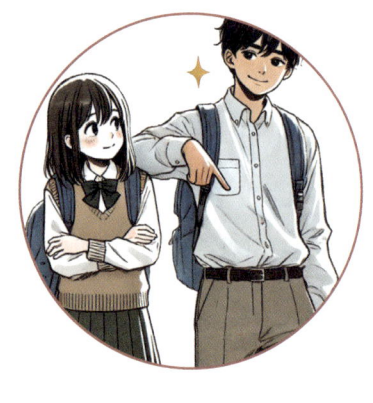
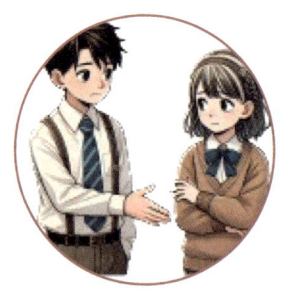

지도 방법

· **스킨십의 단계별 개념 지도**

"악수하기 → 손잡기 → 어깨 감싸기 → 포옹하기"와 같이 관계 발전에 따라 자연스러운 스킨십이 존재함을 알려줍니다.

가족과 친구, 연인 사이의 신체적 접촉이 어떻게 다른지 설명합니다. 허용 가능한 신체 접촉과 허용되지 않는 접촉을 구별하는 교육을 진행합니다.

· **'동의' 개념 가르치기**

스킨십을 하기 전에 반드시 상대방의 동의를 받아야 한다는 개념을 강조합니다.

"손을 잡아도 될까?", "안아도 괜찮을까?"와 같이 질문하는 방법을 연습하게 합니다. 동의 없이 하는 스킨십은 상대방에게 불쾌감을 줄 수 있음을 사례를 통해 이해시키는 것이 중요합니다.

· 거절의 표현과 대응법 지도

상대방이 싫어하는 행동을 하면 "하지 마세요" "이렇게 하는 것이 불편해요"라고 표현하는 연습을 합니다.

거절을 받아들이는 법도 함께 교육하여, 거절을 감정적으로 받아들이지 않도록 지도합니다.

3) 데이트 교육 : 올바른 만남과 안전한 관계 형성
데이트 교육의 필요성

발달장애 청소년이 데이트를 할 때 겪는 어려움 중 하나는 상대방과의 약속을 지키는 것, 공공장소에서 적절한 행동을 하는 것, 감정 조절을 하는 것입니다.

지도 방법
· 데이트 계획 세우기

데이트 장소와 시간을 미리 정하는 방법을 지도합니다.

식사 비용을 어떻게 나누는지, 대중교통을 이용하는 방법 등을 함께 연습합니다. 데이트에서 지켜야 할 규칙(예: 지나치게 늦게까지 있지 않기, 상대방의 일정을 존중하기 등)을 정리합니다.

· 데이트 예절 지도
 - 상대방과 대화하는 법 : 일방적으로 말하기보다는 서로 질문하며 대화하는 연습
 - 공공장소에서 예의 지키기 : 데이트 장소에서 적절한 행동

(식사 예절, 줄 서기, 공공장소에서의 대화 방식 등)
　- 상대방을 배려하는 법 : 상대방이 불편해하는 행동을 피하
　　고, 상대의 감정을 존중하는 태도 배우기

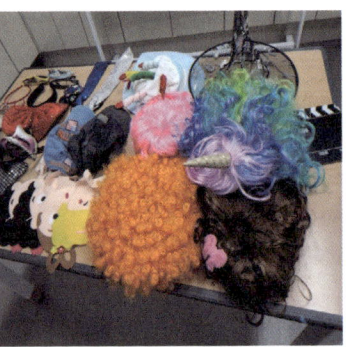 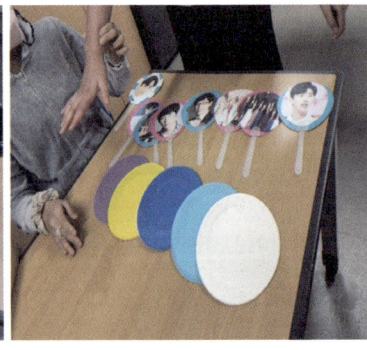 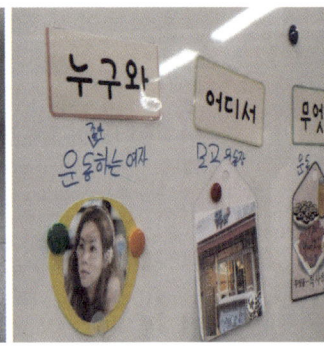

<다양한 소품과 대본을 통한 데이트 역할극>

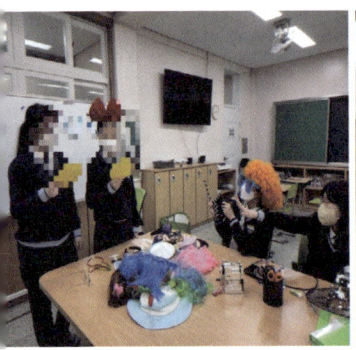 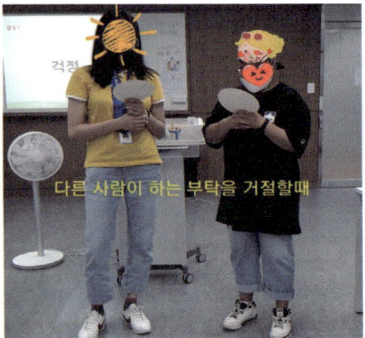 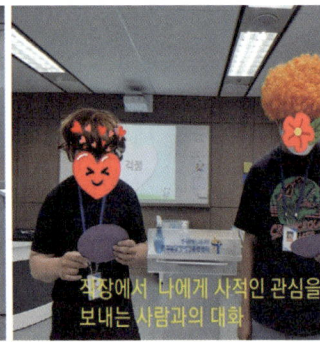

<다양한 상황에서의 수용, 거절 등의 자기표현 훈련>

온라인 데이트 및 SNS 사용 지도

　발달장애 청소년은 온라인에서 타인의 의도를 정확히 파악하기 어려울 수 있으므로, SNS나 채팅을 이용할 때 주의해야 할 점

을 교육합니다.

랜덤 채팅, 모르는 사람과의 만남 위험성 교육

상대방과의 메시지에서 예의를 지키는 방법 및 개인정보 보호 방법 지도

4) 부모와 교사의 역할
부모가 지도할 수 있는 방법

자녀가 연애에 관해 이야기할 수 있도록 열린 태도를 보이고, 강한 반대보다는 '어떤 관계가 건강한 관계인지'를 대화합니다.

자녀가 만나는 친구나 연인과 자연스럽게 소통하며 안전하게 교제할 수 있도록 돕습니다.

연애 과정에서 문제가 발생했을 때 부모와 상의할 수 있도록 신뢰 관계를 형성합니다.

교사의 역할

성교육 및 인권 교육을 통해 연애와 관련된 올바른 정보를 제공합니다. 발달장애 청소년이 사회적 기술을 익힐 수 있도록 관계 형성 활동을 지도합니다. 또래 친구들이 발달장애 청소년과 건강한 관계를 유지할 수 있도록 교육합니다.

5) 발달장애 청소년의 건강한 연애를 위한 교육의 필요성

발달장애 청소년도 연애를 하고 싶어 하고, 사랑을 경험하며

성장할 권리가 있습니다. 하지만 연애에서 발생할 수 있는 다양한 문제를 미리 예방하고, 건강한 관계를 유지하는 방법을 배울 수 있도록 체계적인 교육이 필요합니다.

연애 교육, 스킨십 교육, 데이트 교육을 통해 발달장애 청소년이 올바른 관계를 형성하고 존중과 배려의 태도를 배울 수 있도록 지원해야 합니다. 이를 위해 부모, 교사, 성교육 전문가가 협력하여 지속적인 지도를 제공하는 것이 중요합니다.

발달장애 청소년들이 건강한 연애 경험을 통해 정서적으로 성장하고, 자율적이고 책임 있는 관계를 맺을 수 있도록 성교육의 역할이 더욱 강조되어야 합니다.

발달장애 청소년 대상 이성 교제 수업을 진행할 때에 데이트 계획서를 작성해서 진행하면 도움이 될 것입니다. 회기로 나누어서 그룹에 따라 진행하면 참여가 좋고 자신만의 생각을 표현하는데, 도움이 됩니다.

발달장애 청소년 대상 1시간 데이트 계획 수업 시나리오

	진행 시나리오
도입	1. 데이트란 무엇일까? (미소 지으며) "여러분, 오늘은 아주 재미있는 주제를 이야기해볼 거예요. 혹시 '데이트'라는 단어를 들어본 적이 있나요?" 2. (학생들의 반응을 기다리며) "데이트하면 떠오르는 단어를 말해볼까요? 장소, 기분, 함께하는 사람 등 자유롭게 이야기해보세요!" 3. (칠판이나 포스트잇 활용) "좋아요, 우리가 말한 단어들을 보면서 '데이트'가 어떤 의미인지 함께 생각해봐요."
전개	1. 건강한 데이트 이해하기 - "좋은 데이트와 불편한 데이트" "데이트는 서로가 즐겁고 행복해야 해요. 그런데 모든 데이트가 다 좋은 것은 아니에요." "예를 들어, 친구가 가기 싫은 곳을 억지로 가자고 하면 기분이 어때요?" (학생 반응 기다리기) "그렇죠, 기분이 안 좋을 수 있어요. 그래서 우리는 '건강한 데이트'가 무엇인지 배워야 해요!" 건강한 데이트 : 서로의 의견을 존중함, 즐거운 분위기, 동의 후 활동 불편한 데이트 : 한쪽이 불편함, 강요함, 동의 없이 신체접촉 2. 데이트 계획 요소 탐색 - "데이트를 하려면?" "이제 우리가 직접 데이트를 계획해볼 거예요. 데이트를 하려면 어떤 것들이 필요할까요?" (학생들의 답변을 유도하며 칠판에 키워드 정리) 장소 : 어디에서 할지? 시간 : 언제 할지? 비용 : 돈이 얼마나 필요한지? 준비물 : 특별히 필요한 것이 있는지?
심화	1. "좋아요, 그러면 이제 각자 "나만의 데이트"를 계획해볼까요?" 2. 나만의 데이트 계획 세우기 - '내가 가고 싶은 데이트" "지금부터 여러분이 원하는 데이트를 계획해볼 거예요!" "데이트할 장소, 시간, 누구와 함께할지, 무엇을 하고 싶은지를 활동지에 적어 보세요." 3. "예를 들어, 저는 놀이공원에 가고 싶어요. 오후 2시에 친구와 함께 가서 놀이기구를 타고 싶어요!" 4. (학생들에게 활동지를 나눠주고 직접 작성하도록 유도) 5. (개별적으로 다니며 학생들이 작성하는 것을 도와줌) 활동지에 나만의 데이트 계획 작성한다.
정리	1. "우리 중에서 자신의 데이트 계획을 소개해주고 싶은 사람이 있을까요?" 2. "마지막으로, 건강한 데이트를 위해 우리는 어떤 약속을 지켜야 할까요?" 3. (칠판에 적으며) "서로 존중하기, 동의하기, 무리한 요구하지 않기, 상대방의 기분 살피기!" 4. (다짐 카드 나눠주며) "각자 자신의 다짐을 한 문장으로 적어볼까요?" 건강한 데이트 다짐

"선생님, 저는 언제쯤 데이트를 할 수 있을까요?"

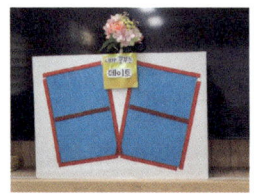 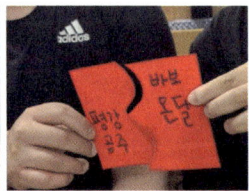 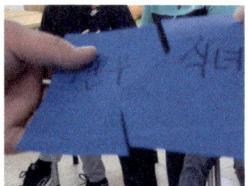

<내가 꿈꾸는 데이트>

    수업을 마치고 한 학생이 조심스레 물었습니다. "선생님, 저는 언제쯤 데이트를 할 수 있을까요?" 학생의 눈빛은 설렘과 호기심, 그리고 어딘가 모를 걱정을 담고 있었습니다. 순간 마음이 뭉클했습니다. 데이트라는 단어가 단순히 놀이공원이나 카페에서의 즐거운 시간이 아니라, 그들에게는 관계의 확장과 자아를 확인하는 중요한 경험임을 다시금 깨닫는 순간이었습니다.

    오늘 수업에서 우리는 데이트의 의미를 나누고, 어떤 만남이 서로에게 기분 좋은 경험이 될 수 있을지 고민이 되었습니다. 학생들은 활짝 웃으며 자신이 꿈꾸는 데이트를 이야기했습니다. "놀이공원에 가고 싶어요!", "카페에서 좋아하는 음료를 마시고 싶어요!"라고 말하는 그들의 목소리엔 기대감이 가득했습니다. 하지만 그 설렘 뒤에는 현실의 벽이 있습니다. 현실적으로 발달장애인이 이성교제를 경험할 기회는 많지 않습니다. 학교에서도, 가정에서도, 사회에서도 그들의 연애는 종종 '불가능한 일'로 여기기 때문입니다. 연애를 꿈꾸지만, 누군가를 만날 기회가 적고, 관계를 지속하는 방법을 배울 기회가 부족합니다. 연애는 모든 사람에게 자연스러운 과정이지만, 발달장애인에게는 마치

'허락받아야 하는 것'처럼 느껴지는 현실이 안타깝습니다.

오늘 수업을 하면서 아이들이 설레는 얼굴로 계획을 세우는 모습을 보며 한 가지 확신이 들었습니다. 그들도 사랑을 꿈꾸고, 사랑을 경험할 자격이 있으니까요. 우리는 그들의 마음을 억누르는 것이 아니라, 더 많은 기회를 만들어 주어야 합니다. 누군가를 좋아하는 감정을 배우고, 건강한 관계를 형성하는 법을 익히는 것은 단순한 연애 수업이 아니라 자기 결정권을 키우고, 세상을 더 넓게 경험하는 과정입니다.

아쉬움이 남습니다. "아이들이 계획한 데이트가 현실이 될 수 있을까? 그들이 원하는 사람을 만나고, 건강한 관계를 맺을 수 있을까? 사회가, 가족이, 그리고 교육이 이들의 사랑을 지지해 줄 수 있을까?"

하지만 나는 믿고 싶습니다. 오늘, 이 순간, 아이들이 한 문장 한 문장 써 내려간 데이트 계획이 단순한 글자가 아니라, 그들의 삶 속에서 실현될 작은 씨앗이 되기를, 언젠가 그들이 설렘 가득한 얼굴로 "선생님, 저 데이트했어요!"라고 이야기할 날이 오기를요.

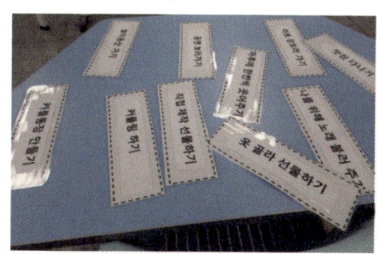 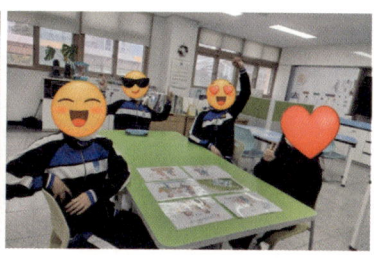

사랑을 배우는 것은 모두에게 공평해야 합니다. 그리고 나는, 그 기회를 조금이라도 더 넓혀주는 사람이 되고 싶습니다.

18장

성인 발달장애인을 위한 성교육도 필요합니다

1. 성교육의 필요성을 넘어서 권리로 보는 인식이 필요합니다

성교육은 인간의 성장 과정에서 필수적인 교육이지만, 발달장애인을 대상으로 한 성교육은 여전히 부족한 상황입니다. 발달장애인은 신체적으로 성인이 되었지만, 그들에게 적절한 성교육이 제공되지 않는 경우가 많습니다. 이는 단순한 교육 부족이 아니라, 그들의 자율성과 권리를 제한하는 구조적 문제와도 연결됩니다.

대부분의 비장애인은 성장 과정에서 부모나 또래, 미디어를 통해 자연스럽게 성과 관련된 정보를 접하지만, 발달장애인은 그 기회가 현저히 적습니다. 학교에서조차 발달장애인을 위한 성교육이 체계적으로 이루어지지 않는 경우가 많으며, 성인이 된 이후에도 제대로 된 정보를 얻을 기회가 없습니다. 결국, 잘못된 정보에 노출되거나 성적 자기결정권을 행사하지 못하는 상황이 발생할 수 있습니다. 그러나 성인 발달장애인도 연애를 하고, 성적 욕구를 느끼며, 건강한 관계를 맺을 권리가 있으니까요. 그렇기에 우리는 단순히 '성적 문제 예방'의 차원이 아니라, 그들의 자율성과 존엄성을 존중하는 방향에서 성교육을 접근해야 합니다.

2. 성인 발달장애인을 위한 성교육의 핵심 요소는 이것입니다

발달장애인을 위한 성교육은 일반적인 성교육과 다르게 더 구체적이고 실질적인 접근이 필요합니다. 이해의 정도가 다를 수 있기 때문에 시각 자료나 실습 중심의 교육이 효과적이며, 반복 학습을 통해 개념을 확실히 습득할 수 있도록 해야 합니다.

1) 자율성과 자기결정권 강화

대부분의 발달장애인은 어린 시절부터 보호자에 의해 많은 결정을 위임받아왔습니다. 특히 성과 관련된 문제는 더욱 숨겨지고 금기시되면서, 자신의 욕구나 경계를 설정하는 능력을 배울 기회가 적었습니다. 따라서 성교육을 통해 자신의 몸과 감정을 이해하고, 자신의 의사결정을 존중하는 법을 배우는 것이 중요합니다.

- "내 몸은 내 것"이라는 개념을 명확하게 이해시키기
- 원치 않는 신체 접촉을 거부하는 법 가르치기
- 자기 몸의 변화와 성적 욕구를 자연스러운 것으로 받아들이도록 유도

자기 몸의 이해 : 내 몸을 알고 존중하기

성교육의 가장 기초적인 부분은 자기 몸을 올바르게 이해하는 것입니다. 많은 발달장애인은 신체 명칭을 정확히 알지 못하거나, 자신의 몸에 대한 결정권을 인식하지 못하는 경우가 있습니다.

교육 내용
- 신체의 다양한 부분과 기능(생식기 포함)
- 신체 변화와 성적인 감각
- 개인위생 및 건강한 생활 습관
- 자신의 몸을 존중하는 태도

실천 방법
- 시각 자료(그림, 모형)를 활용하여 신체 명칭을 쉽게 익힐 수 있도록 함
- 간단한 퀴즈 형식으로 몸의 기능에 대해 설명함
- 성적인 감각과 감정을 건강하게 받아들이는 방법을 안내함

전문가 의견
"발달장애인은 자신의 몸에 대한 정확한 정보를 제공받지 못하는 경우가 많습니다. 신체 명칭을 올바르게 배우고, 몸의 변화와 기능을 이해하면 자기 결정권을 높이는 데 도움이 됩니다."

건강한 관계 형성 : 상대방을 존중하는 법 배우기

성교육은 단순한 성지식 전달이 아니라 건강한 인간관계를 형성하는 능력을 기르는 과정이기도 합니다. 성인 발달장애인은 타인과의 관계에서 경계를 설정하는 데 어려움을 겪거나, 자신의 감정을 적절히 표현하지 못하는 경우가 많습니다.

교육 내용
- 친구, 연인, 가족 간의 관계 구분

- 상대방의 감정을 이해하고 존중하는 법
- 올바른 의사소통 방법(거절하는 법, 감정 표현하기)

실천 방법
- 역할극을 활용하여 다양한 관계에서의 올바른 행동을 연습
- "이럴 때는 어떻게 말해야 할까?"와 같은 상황 질문 던지기
- 감정을 그림이나 단어로 표현하는 연습하기

전문가 의견
"발달장애인은 사람들과의 관계에서 적절한 거리를 유지하는 방법을 배우는 것이 중요합니다. 이를 위해 감정을 표현하는 연습과 사회적 기술을 익히는 것이 도움이 됩니다."

2) 성적 자기결정권과 동의(consent)의 개념 교육

발달장애인은 다른 사람과의 관계에서 거절하거나 동의를 표현하는 것이 어려울 수 있습니다. 특히, 성적 관계에서 동의의 중요성을 이해하지 못하면 위험한 상황에 처할 가능성이 높아집니다.

- "동의란 무엇인가?"를 실질적인 사례를 통해 반복 학습
- 관계에서 본인의 의사를 명확하게 표현하는 법 익히기
- 다른 사람의 의사도 존중해야 함을 교육

이 교육은 단순한 개념 전달이 아니라, 실제 상황에서 본인의 권리를 행사할 수 있도록 연습하는 과정이 되어야 합니다.

동의와 경계 설정 : 내 몸의 주인은 나!

성교육에서 가장 중요한 부분 중 하나는 '동의(consent)'의 개념을 이해하는 것입니다. 많은 발달장애인이 자신의 의사를 표현하는 것이 어렵거나, 상대방의 의사를 존중하는 방법을 배우지 못하는 경우가 많습니다.

교육 내용
- 동의란 무엇인가?
- "싫어요"라고 말할 수 있는 용기 기르기
- 상대방의 동의를 구하는 법
- 신체적 접촉에 대한 개인의 권리

실천 방법
- "YES or NO 게임"을 통해 동의의 개념을 쉽게 익히기
- 애니메이션 또는 그림카드 활용하여 경계 설정 연습하기
- 자신의 감정을 표현하는 간단한 문장 연습하기("나는 손 잡는 것이 불편해요.")

전문가 의견 : "발달장애인은 자신의 감정을 표현하는 것이 어렵기에, 동의와 경계를 가르칠 때 시각적 자료와 반복적인 연습이 필요합니다."

3) 연애와 관계 맺기

많은 성인 발달장애인은 연애를 하고 싶어 하지만, 어떻게 관계를 형성하고 유지하는지 배우지 못한 경우가 많습니다. 연애

는 단순한 감정의 교류가 아니라, 서로에 대한 존중과 책임이 필요한 관계이므로 이를 구체적으로 교육할 필요가 있습니다.

- 연애의 개념과 건강한 관계 맺는 법 교육
- 상대방을 존중하는 대화법 연습
- 연애와 성적 관계에서 생길 수 있는 문제 해결 방법 익히기

이러한 교육을 통해 발달장애인이 단순히 연애를 꿈꾸는 것이 아니라, 실제로 건강한 관계를 맺고 유지하는 능력을 키울 수 있도록 해야 합니다.

4) 성적 욕구와 자기 조절 방법

성적 욕구는 자연스러운 것이지만, 이를 조절하는 방법을 배우지 않으면 사회적으로 부적절한 행동으로 이어질 수 있습니다. 따라서 발달장애인도 자신의 욕구를 건강하게 해결하는 방법을 배워야 합니다.

- 자위행위는 자연스러운 것임을 교육하되, 적절한 장소와 방법에 대해 안내
- 공공장소에서의 성적 행동이 왜 문제가 되는지 설명
- 성적 충동을 조절하는 방법(운동, 관심 전환 등) 안내

이 과정에서 중요한 것은 "하지 마"가 아니라 "이렇게 하면 괜찮

다"는 긍정적인 방향에서 교육하여야 합니다. 금지와 억압이 아니라, 건강한 방향으로 욕구를 해결할 수 있도록 유도해야 합니다.

5) 성범죄 예방과 피해 대처 방법

발달장애인은 성범죄의 피해자가 될 가능성이 크며, 가해자가 되는 경우도 있습니다. 그렇기 때문에 성범죄 예방 교육은 필수적입니다.

- 원치 않는 신체 접촉이 있을 때 대처하는 방법
- 성범죄 피해를 입었을 때 도움을 요청하는 방법
- 상대방이 원하지 않는 행동을 하지 않는 것이 왜 중요한지 교육

특히, "낯선 사람"이 아니라 주변 사람(가족, 보호자, 친구 등)이 가해자가 될 가능성도 있다는 점을 강조해야 합니다.

성폭력 예방과 자기 보호

발달장애인은 성폭력의 위험에 노출될 가능성이 상대적으로 높습니다. 따라서 위험한 상황을 인지하고, 대처하는 방법을 교육하는 것이 필수적입니다.

교육 내용

- 안전한 사람과 위험한 사람 구분하기

- 나쁜 터치와 좋은 터치 구별하기
- 도움이 필요할 때 누구에게 말해야 하는지 알기
- 위급한 상황에서 도움을 요청하는 법

실천 방법
- 그림카드를 활용하여 '안전한 상황 vs 위험한 상황' 구분하기
- "이럴 때는 어떻게 해야 할까요?" 질문을 던져 실생활에서 대처법 연습하기
- 부모님, 선생님, 경찰 등 도움을 요청할 수 있는 사람 리스트 만들기

전문가 의견

"발달장애인은 성폭력 상황에서 자신의 권리를 주장하거나 도움을 요청하는 것이 어렵습니다. 따라서 반복적인 교육과 실습을 통해 대처 능력을 길러줘야 합니다."

3. 성교육의 현실적 어려움이 여전히 있습니다

1) 성교육의 부재와 부모·사회적 인식 부족

발달장애인의 성교육이 부족한 가장 큰 이유는 보호자와 사회가 그 필요성을 충분히 인식하지 못하기 때문입니다. 여전히 부모들은 "우리 아이는 성에 관심이 없어", "굳이 성교육이 필요할까?"라고 생각하며 성교육을 기피하는 경향이 있습니다. 그러나 이는 사실이 아닙니다. 모든 사람에게 성적 욕구가 있으며, 이를

건강하게 조절하는 법을 배우는 게 필수입니다.

해결책
- 보호자 대상 성교육을 함께 진행하여 올바른 성교육의 필요성을 인식시키기
- 성교육을 발달장애인의 권리 차원에서 접근하도록 홍보

2) 적절한 교육 자료 부족

현재 발달장애인을 위한 성교육 자료는 일반 성교육보다 훨씬 부족합니다. 기존의 성교육 자료는 이해하기 어려운 전문 용어가 많거나, 발달장애인의 실제 상황을 반영하지 못하는 경우가 많습니다.

해결책
- 시각 자료, 쉬운 언어를 활용한 교육 자료 개발
- 실제 사례를 기반으로 한 활동형 성교육 진행

3) 성교육의 지속성 부족

한두 번의 성교육으로는 충분한 효과를 기대하기 어렵습니다. 발달장애인은 반복 학습을 통해 개념을 습득하는 경우가 많으므로, 정기적인 성교육이 필요합니다.

해결책
- 학교, 복지관, 자립생활센터 등에서 정기적인 성교육 프로그램 운영
- 성교육이 단순한 정보 전달이 아니라, 실질적인 연습과 피

드백이 포함된 과정이 되도록 설계되어야 함

성교육은 '선택'이 아니라 '필수'

성인 발달장애인에게 성교육은 단순한 정보 전달이 아니라, 그들의 권리와 자율성을 보장하기 위한 필수적인 과정이 되어야 합니다. 성을 금기시하거나 억압하는 것이 아니라, 건강하게 이해하고 실천할 수 있도록 돕는 것이 사회의 역할입니다.

우리는 이제 '발달장애인은 성교육이 필요할까?'라는 질문이 아니라, '어떻게 하면 더 좋은 성교육을 제공할 수 있을까?'를 고민해야 할 때입니다. 성인 발달장애인이 자기 몸을 이해하고, 건강한 관계를 맺으며, 스스로 욕구를 존중받을 수 있도록 하는 것이야말로 진정한 자립과 존엄성의 시작이 될 것입니다.

19장

성인 발달장애인을 위한 피임 교육 :
올바른 선택과 건강한 성생활을 위한 가이드

성인 발달장애인도 성적 감정을 경험하고, 연애와 성관계를 맺을 수 있습니다. 따라서 안전하고 건강한 성생활을 위해 피임 교육은 필수적입니다. 하지만 발달장애인은 정보 접근성이 낮거나, 기존 성교육에서 피임에 대한 내용이 충분히 다뤄지지 않는 경우가 많아 올바른 성적 결정권을 갖기 어려운 현실입니다.

피임 교육은 단순히 임신을 예방하는 방법을 전달하는 것이 아니라, 자기 결정권을 존중하면서도 책임 있는 성생활을 돕는 과정입니다. 따라서 피임 교육은 발달장애인의 이해 수준과 생활연령에 맞추어 구성해야 하며, 시각 자료, 쉬운 언어, 역할극, 반복 학습 등의 방법을 활용하는 것이 효과적입니다.

1. 피임 교육의 핵심 요소입니다

1) 피임의 개념과 필요성 이해하기

피임이란 원치 않는 임신을 방지하고 성병을 예방하며, 보다 안전하고 책임감 있는 성생활을 유지하는 방법을 의미합니다.

· 피임은 왜 필요할까(임신 예방, 성병 예방, 건강 보호)?
· 피임은 누구의 책임인가(서로의 동의와 책임 있는 선택)?

교육 방법
· 쉬운 언어로 개념 설명
 (예: "피임은 아기가 생기지 않도록 하는 방법이에요.")
· 피임이 필요한 상황을 그림이나 역할극으로 보여주기
· 피임이 없을 경우의 결과를 설명하는 활동
 (예: "임신하면 어떤 일이 생길까요?")

피임 방법 소개하기(시각 자료 활용)

교육 내용
남성이 사용하는 피임법 : 콘돔
여성이 사용하는 피임법 : 먹는 피임약, 피임주사, 루프(IUD)
서로 함께 실천하는 피임법 : 콘돔과 피임약 병행

교육 방법
· 실물 또는 그림 자료 활용(콘돔, 피임약 모형 등)
· 카드 게임이나 퀴즈 활용하여 피임법 맞춰보기
· 피임법별 장단점을 쉽게 설명
 (예: "콘돔은 쉽게 구할 수 있어요.")

중요한 메시지
- 가장 쉬운 피임법은 콘돔(발달장애인도 사용 가능)
- 피임은 남성과 여성 모두의 책임

- 피임을 위해 의사나 상담사와 상의하는 것도 좋은 방법

피임법 실습(특히 콘돔 사용법)
교육 내용
- 콘돔이 무엇인지, 어떻게 사용하는지
- 올바른 사용법
  (만료일 확인 → 포장 뜯기 → 착용 → 사용 후 처리)
- 피임을 거부하는 상대가 있을 때 대처하는 방법

교육 방법
- 콘돔 모형(성교육 교구 등)을 활용하여 직접 연습
- 올바른 사용 순서를 그림카드로 맞춰보는 활동
- "콘돔을 안 쓰자고 하면 어떻게 해야 할까?" 같은 상황극 진행

중요한 메시지
- 콘돔은 성병 예방에도 효과적 (HIV, 성병 감염 예방)
- 항상 동의가 중요(상대가 원치 않으면 강요하지 않기)

피임을 선택할 때 고려할 점
교육 내용
- 어떤 피임법이 나에게 맞을까? (라이프스타일, 건강 고려)
- 피임약은 어떻게 복용하는가? (시간 지켜서 먹기)
- 피임에 대해 상담이 필요할 때 누구에게 물어볼 수 있을까?

교육 방법
- 피임 상담을 받을 수 있는 병원이나 상담소 리스트 제공

- 피임약 복용 스케줄 정리하는 연습하기
- "내가 피임을 해야 하는 이유"를 직접 말해보는 활동

중요한 메시지
- 피임은 강요가 아니라 선택
- 자기 몸에 대한 결정권은 본인에게 있음

2. 피임 교육 진행 시 고려해야 할 점이 있어요

피임교육을 효과적으로 진행하기 위해서는 발달장애인의 특성을 고려한 맞춤형 교육이 필요합니다. 다음은 효과적인 피임 교육을 위한 핵심 원칙입니다.

1) 쉬운 언어와 시각적 자료 활용

발달장애인은 복잡한 개념을 이해하는 데 어려움을 겪을 수 있으므로, 간결하고 쉬운 언어로 설명해야 합니다. 또한, 그림, 사진, 동영상, 모형 등을 활용하여 시각적으로 이해할 수 있도록 해야 합니다.

쉬운 언어와 반복 학습 활용
"피임약을 먹으면 아기가 생기는 것을 막을 수 있어요."
"콘돔을 사용하면 서로 안전하게 성관계를 할 수 있어요."

시각 자료와 실물 교구 적극 활용

글보다 그림, 동영상, 실물 모형이 효과적

쉬운 그림카드로 피임법 구분하는 활동 진행

피임과 함께 성폭력 예방 교육 병행

피임을 거부하는 사람 대처법 가르치기

"내가 원하지 않으면 성관계를 하지 않아도 돼요." 강조

성교육 전문가 및 의료진과 협업

성교육 강사, 사회복지사, 간호사 등이 함께 교육 진행 가능

피임약 복용 방법, 의료적 조언은 전문가에게 안내받기

2) 반복 학습과 실습 기회 제공

한 번의 교육으로 피임 방법을 완전히 이해하기는 어렵기 때문에, 반복적으로 학습할 수 있도록 해야 합니다. 예를 들어, 콘돔 사용법을 교육할 때는 직접 모형을 활용하여 실습할 기회를 제공하는 것이 좋습니다.

시각 자료와 실물 교구 적극 활용

글보다 그림, 동영상, 실물 모형이 효과적

쉬운 그림카드로 피임법 구분하는 활동 진행

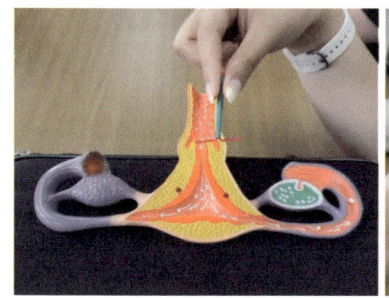
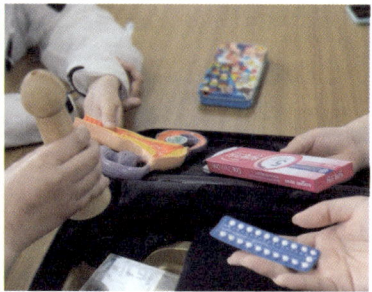

3) 개인별 맞춤 교육

발달장애인의 성적 욕구와 이해 수준은 다양하므로, 개별적인 맞춤 교육이 필요합니다. 어떤 사람은 경구피임약을 꾸준히 복용하는 것이 어려울 수 있고, 어떤 사람은 콘돔 사용법을 반복적으로 배워야 할 수도 있습니다. 따라서 개별적인 상황을 고려하여 피임 방법을 선택할 수 있도록 돕는 것이 중요합니다.

개인의 이해 속도에 맞춘 교육

한 번에 모든 피임법을 설명하지 않기
실습을 통해 직접 경험하도록 유도

4) 자율성과 선택권 존중

피임은 개인의 선택이며, 강요해서는 안 됩니다. 발달장애인이 자신의 성적 자기결정권을 행사할 수 있도록, 여러 가지 피임 방법을 제시하고 그들이 직접 선택할 수 있도록 유도해야 합니다.

5) 파트너와의 소통 강조

성관계는 상호적이므로, 피임 방법을 결정할 때는 상대방과의 대화도 중요합니다. 피임에 대해 파트너와 어떻게 이야기할 수 있는지, 동의 없이 피임 없이 성관계를 하는 것이 왜 문제가 되는지 등을 교육해야 합니다.

3. 건강한 성생활을 위한 추가 교육이 필요합니다

피임교육과 함께 발달장애인이 건강한 성생활을 영위할 수 있도록 다음과 같은 추가 교육이 필요합니다.

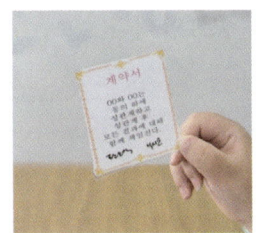 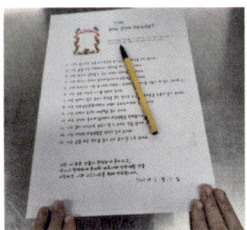 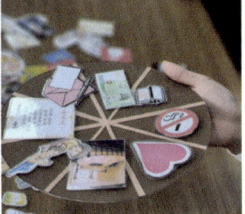

<성관계 시에 필요한 것이 무엇이 있을까요?>

마무리 : 발달장애인의 성적 권리 존중하기

피임교육은 단순히 임신을 예방하는 것을 넘어, 발달장애인이 자신의 몸과 권리를 이해하고 건강한 성생활을 영위할 수 있도록 돕는 과정입니다. 발달장애인도 비장애인과 마찬가지로 사랑을 하고, 관계를 맺고, 자신의 몸을 보호할 권리가 있습니다.

> **성병 예방 및 안전한 성관계**
>
> 성병이 무엇인지, 어떻게 예방할 수 있는지 교육
> 성병 검사의 중요성 강조
> 동의(Consent)와 성적 자기결정권
> 상대방의 동의를 받는 것이 왜 중요한지
> 강압적이거나 원하지 않는 성관계를 거절하는 방법
> 성적 자기 보호 및 성폭력 예방
> 성적 위험 상황을 인지하고 대처하는 방법
> 성폭력 피해 시 도움을 요청하는 방법

우리 사회는 발달장애인의 성을 터부시하거나 무시하는 것이 아니라, 보다 적극적으로 교육하고 지원해야 합니다. 피임에 대한 올바른 정보와 실천적인 방법을 제공함으로써, 발달장애인이 안전하고 행복한 성생활을 누릴 수 있도록 돕는 것이 중요합니다.

콘돔 사용 전 준비

1. 콘돔을 포장에서 꺼낸다.

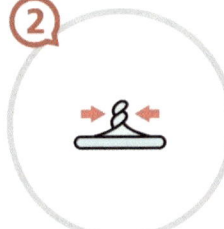

2. 콘돔 끝에 있는 볼록한 곳을 잡고 비튼다.
(공기가 들어가지 않게)

3. 콘돔을 발기된 음경에 씌운다.

콘돔 사용 후 처리

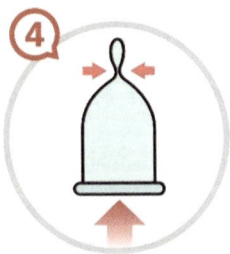

4. 사용 후 음경이 위축되기 전에 콘돔 끝 부분을 잡고 빼낸다.

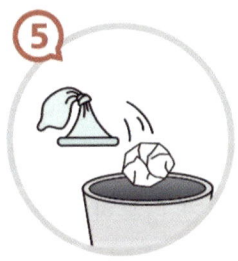

5. 사용된 콘돔은 묶어서 휴지에 싸서 버린다.

〈출처: 콘돔 사용법 질병관리청〉

※ 성인 발달장애인 피임 교육 예시입니다
이렇게 시작해보세요

	교육내용
도입	강사 : "안녕하세요! 오늘은 성에 대해 중요한 내용을 배울 거예요. 바로 '피임'에 대한 이야기입니다. 여러분은 혹시 '피임'이 무엇인지 알고 있나요?" (참여자들이 자유롭게 대답할 수 있도록 유도) 강사 : "좋아요! 피임이란 임신을 원하지 않을 때 사용할 수 있는 방법이에요. 또 성병을 예방할 수도 있죠. 오늘은 피임 방법을 배우고, 직접 실습도 해볼 거예요!"
전개	**(1) 피임의 개념과 필요성** 강사 : "우리 몸에는 임신을 할 수 있는 신체 구조가 있어요. 남성은 정자를 만들고, 여성은 난자를 만들어요. 이 둘이 만나면 아기가 생길 수도 있어요." (그림 자료 활용하여 정자와 난자가 결합하는 과정을 시각적으로 설명) 강사 : "하지만, 모든 사람이 아기를 원할 때만 임신을 해야 해요. 피임을 하면 원치 않는 임신을 예방할 수 있고, 성병도 막을 수 있어요. 그래서 성관계를 하기 전에 피임에 대해 미리 알고 있어야 해요!" (참여자들에게 "피임을 왜 해야 할까요?" 질문하며 의견 나누기) **(2) 피임 방법 소개** 강사 : "그럼 피임을 어떻게 할 수 있을까요? 여러 가지 방법이 있어요!" ■ 콘돔 (실제 콘돔을 보여주며) "남성용 콘돔은 성관계 전에 착용해서 정자가 난자로 가는 것을 막아요. 또 성병도 예방할 수 있어요!" "여성용 콘돔도 있지만, 오늘은 남성용 콘돔을 배워볼게요." ■ 경구피임약(먹는 피임약) (피임약 모형 보여주며) "여성이 매일 약을 먹으면 배란이 되지 않아요. 하지만, 매일 잊지 않고 먹어야 해요." ■ 사후 피임약() "성관계 후 72시간 안에 먹는 약이에요. 하지만 자주 사용하면 몸에 좋지 않아요." ■ 자궁 내 장치(IUD, 루프) "여성의 몸 안에 작은 기구를 넣는 방법인데, 병원에서 시술해야 해요." (그림 자료를 활용하여 이해를 돕고, 직접 손으로 만져볼 수 있도록 함) **(3) 콘돔 사용법 실습** 강사 : "이제 콘돔을 직접 사용해 볼 거예요. 걱정하지 마세요! 연습용 모형을 이용해서 안전하게 배울 거예요." ① 콘돔을 올바르게 개봉하는 방법 설명 ② 콘돔을 올바르게 착용하는 방법 실습(모형 사용) ③ 사용 후 올바르게 처리하는 방법 설명 강사 : "잘했어요! 콘돔은 올바르게 사용해야 효과가 있어요. 실수하지 않으려면 연습이 중요해요!"

심화	**동의(Consent)와 안전한 성관계** 강사 : "성관계를 할 때 가장 중요한 것이 있어요. 바로 '동의'예요. 상대방이 원하지 않으면 절대 강요해서는 안 돼요." 동의 개념을 쉽게 설명하는 그림 활용 참여자들에게 "동의가 필요한 상황" vs "동의가 없는 상황"을 그림카드로 맞추게 함 **역할극 진행** "성관계를 하기 전에 상대방에게 어떻게 물어볼까요?" "상대방이 싫다고 하면 어떻게 해야 할까요?" 강사 : "좋아요! 성관계는 두 사람이 모두 원할 때만 해야 해요. 상대방이 '싫어'라고 하면 멈춰야 해요. 피임도 마찬가지예요! 상대방과 상의하고 함께 결정해야 해요."
정리	강사 : "오늘 배운 것 중에서 기억나는 걸 한 가지씩 말해볼까요?" (참여자들의 대답을 들으며 핵심 내용 다시 정리) 강사 : "마지막으로 질문이 있으면 해주세요!" (자유롭게 질문받기) "오늘 배운 피임 방법을 잘 기억하고, 건강한 성생활을 하세요! 다음에도 더 좋은 이야기 나눠요!"

결론

　발달장애인을 위한 피임 교육은 실생활에서 쉽게 적용할 수 있는 내용으로, 이해하기 쉬운 방식으로 전달되어야 합니다. 특히 시각 자료, 실습, 반복 학습을 활용하면 교육 효과를 높일 수 있습니다. 또한, 피임 교육을 성폭력 예방 교육과 병행하여 진행하면 자신의 성적 권리를 지키는 능력도 함께 기를 수 있습니다.

　궁극적으로, 피임 교육을 통해 발달장애인이 자신의 성적 결정권을 스스로 행사하고, 건강한 성생활을 영위할 수 있도록 돕는 것이 목표입니다. 이를 위해 지속적인 성교육과 보호자의 적극적인 지지가 필요합니다.

20장

성인 발달장애인의 연애와 결혼 교육 구성 방법

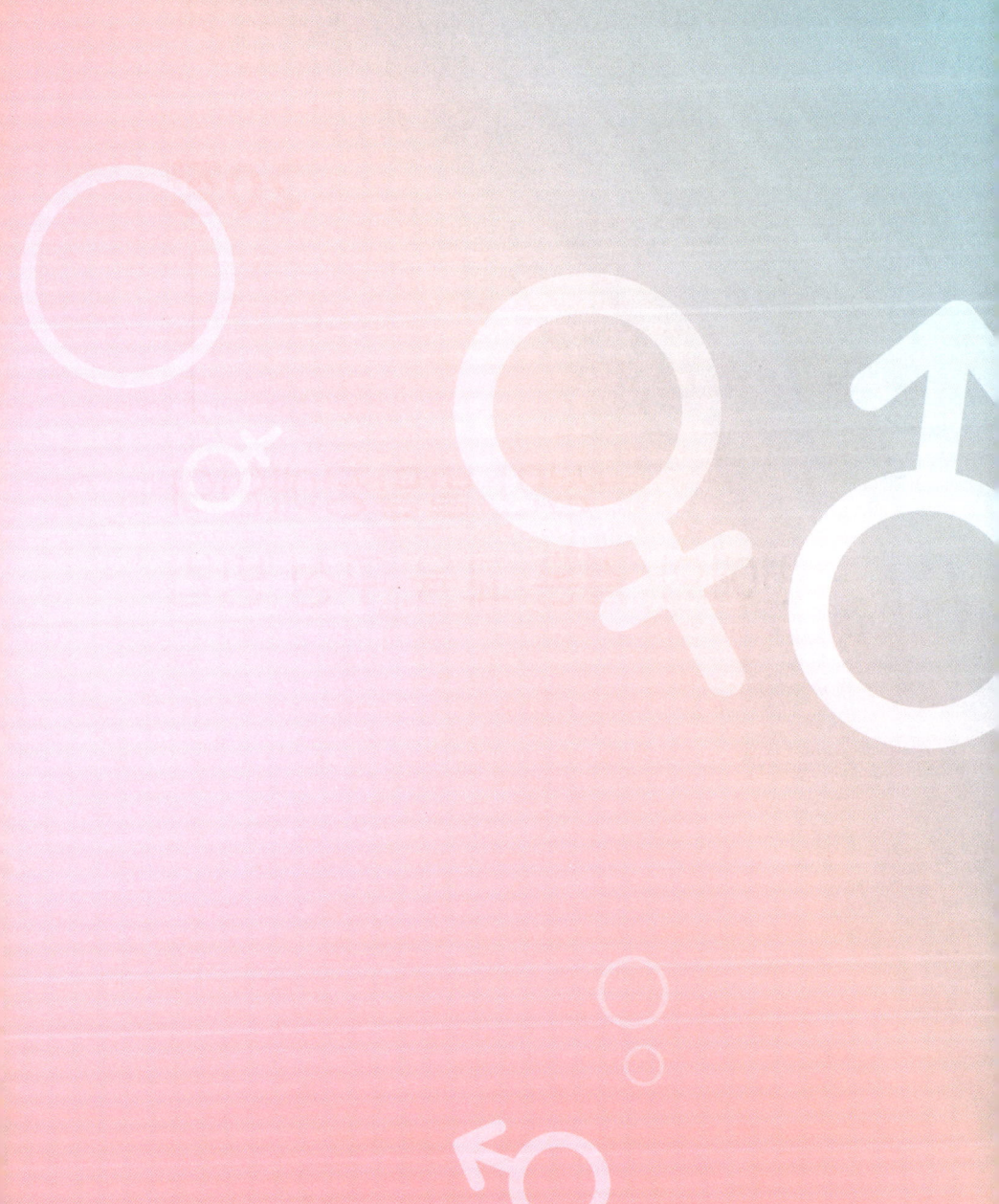

성인 발달장애인도 연애를 하고, 결혼을 꿈꾸고, 가족을 이루고 싶은 욕구를 가질 수 있습니다. 하지만 많은 경우, 연애와 결혼에 대한 올바른 교육을 받지 못한 채 제한적인 경험을 하거나, 부모나 보호자의 과도한 보호로 인해 연애 자체가 금기시되는 경우가 많습니다.

연애와 결혼 교육은 단순히 감정적인 부분만이 아니라 책임, 동의, 권리, 의무를 포함해야 합니다. 또한, 발달장애인의 이해 수준과 생활연령에 맞춰 현실적인 내용을 중심으로 구성하는 것이 중요합니다.

1. 발달장애인에게는 이런 편견을 가집니다

"연애는 위험하지 않을까요?"
"결혼은 현실적으로 어려운 거 아닌가요?"

성인 발달장애인의 연애와 결혼을 이야기할 때, 가장 많이 듣는 반응입니다. 많은 부모와 일반 시민들은 발달장애인이 연애나 결혼을 하는 것이 비현실적이거나 위험하다고 생각합니다.

때로는 보호를 이유로 연애 자체를 금지하기도 합니다. 하지만 우리는 한 가지 중요한 사실을 잊고 있습니다.

사랑하고, 함께 살아가고 싶은 욕구는 장애와 관계없이 인간이라면 누구나 가지는 기본적인 감정입니다.

연애와 결혼은 단순한 낭만적인 꿈이 아니라, 자신의 삶을 스스로 선택하고 관계를 형성하는 중요한 과정입니다. 그리고 이 권리는 발달장애인에게도 마땅히 주어져야 합니다.

그렇다면, 왜 우리는 발달장애인의 연애와 결혼을 자연스럽게 받아들이지 못하는 걸까요?

편견 ① : 발달장애인은 연애를 이해하지 못할 것이다

"연애라는 개념을 이해할 수 있을까요?"

많은 사람이 발달장애인은 감정을 복잡하게 인식하지 못한다고 생각합니다. 하지만 연애는 이론이 아니라 느낌과 경험에서 시작됩니다. 누군가를 좋아하는 감정, 함께 시간을 보내고 싶은 마음, 상대방이 나를 좋아하는지 궁금한 감정은 모두 인간이라면 자연스럽게 느끼는 것입니다.

단지 표현하는 방식이 다를 수 있을 뿐, 사랑을 하고 싶고 관계를 맺고 싶은 욕구 자체는 다르지 않습니다. 따라서 중요한 것은 그들이 자신의 감정을 올바르게 이해하고 표현할 수 있도록 도와주는 것입니다.

"좋아하는 감정을 어떻게 표현해야 할까?"

"상대방의 감정도 존중해야 한다는 걸 어떻게 배울 수 있을까?"

이런 질문에 답할 수 있도록 연애 감정에 대한 교육과 경험이 필요합니다. 발달장애인이 연애 감정을 이해할 수 있는 기회를 차단하기보다는, 감정을 건강하게 표현하는 방법을 가르치는 것이 더 중요합니다.

편견 ② : 연애를 하면 위험한 일이 생길 것이다

"혹시라도 상처받거나, 나쁜 사람을 만나면 어떡하죠?"

부모나 보호자들이 가장 걱정하는 부분입니다. 물론 연애를 하면서 실망하거나, 이별을 경험할 수도 있습니다. 하지만 그렇다고 해서 연애 자체를 하지 말라고 할 수는 없습니다.

우리 모두 연애를 하면서 기쁨과 슬픔을 경험합니다. 때로는 관계가 깨질 수도 있지만, 그 과정을 통해 사람과의 관계를 배우고 성장해 갑니다.

발달장애인이라고 해서 이 경험을 할 수 없을까요?

오히려 보호받기만 하면서 연애에 대해 배울 기회를 얻지 못한다면, 더욱 위험한 상황이 발생할 수 있습니다. 자신의 권리를 지키는 방법, 건강한 연애와 위험한 관계를 구별하는 법을 배우는 것이야말로 발달장애인을 더 안전하게 지켜줄 수 있습니다.

"건강한 연애 관계는 어떤 모습일까?"

"상대방이 나를 존중하지 않을 때, 어떻게 해야 할까?"

"위험한 관계에서 도움을 요청하는 방법은?"

이런 교육이 충분히 이루어진다면, 발달장애인도 스스로 보호하며 건강한 관계를 맺을 수 있습니다.

편견 ③ : 결혼은 너무 현실적으로 어렵다

"연애는 그렇다 쳐도, 결혼은 불가능하지 않을까요?"

결혼을 유지하려면 경제적 능력, 가정생활 능력, 사회적 지원이 필요합니다. 발달장애인이 이 모든 것을 스스로 감당하는 것이 어려운 경우가 많습니다. 그렇다고 해서 "결혼을 하면 안 된다"는 결론이 나와야 할까요?

우리가 해야 할 질문은 이것입니다.

"어떻게 하면 발달장애인이 행복한 결혼을 할 수 있을까?"

사실 결혼은 장애가 있든 없든 누구에게나 쉬운 일이 아닙니다. 모든 부부가 서로 돕고, 때로는 가족과 사회의 도움을 받으며 살아갑니다. 발달장애인도 마찬가지입니다.

- 결혼 후 가정을 꾸리기 위해 어떤 지원이 필요할까?
- 경제적 자립을 위해 어떤 교육과 기회가 필요할까?
- 가족과 사회는 어떻게 발달장애인의 결혼을 지원할 수 있을까?

이런 부분을 고민하고 해결할 방법을 찾는 것이 더 중요합니다. 결혼을 막을 것이 아니라, 행복한 결혼 생활을 위한 현실적인 지원이 이루어질 수 있도록 사회가 준비해야 합니다.

2. 연애와 결혼, 인간다운 삶을 위한 과정입니다

우리는 종종 "발달장애인이 연애를 해도 될까?"를 고민합니다. 하지만 질문을 바꿔 보면 어떨까요? "발달장애인도 행복한 관계를 맺을 권리가 있지 않을까?"

사랑하고, 관계를 맺고, 함께 살아가는 것은 인간다운 삶의 중요한 부분입니다. 장애를 이유로 이 기회를 박탈할 이유는 없습니다.

물론 현실적으로 해결해야 할 문제가 있습니다. 안전한 연애를 위한 교육, 경제적 자립을 위한 지원, 사회적 인식 변화 등이 필요합니다. 하지만 이 모든 것은 "연애를 하면 안 된다"가 아니라, "어떻게 하면 연애와 결혼을 할 수 있을까?"를 고민해야 하는 문제입니다.

발달장애인이 연애를 하고, 결혼을 하고, 함께 살아갈 수 있는 사회. 그것이 진정으로 모두가 존중받는 성평등한 사회가 아닐까요?

3. 우리의 편견을 바꾸는 것이 시작입니다

발달장애인의 연애와 결혼을 막는 것이 아니라, 그들이 건강한 관계를 맺고 행복한 가정을 꾸릴 수 있도록 돕는 사회가 되어야 합니다.

그 첫걸음은 우리의 편견을 바꾸는 것에서 시작됩니다.
- 발달장애인도 사랑할 권리가 있습니다.
- 연애와 결혼을 배우고 경험할 기회를 제공해야 합니다.
- 위험을 막기 위해 연애를 금지하는 것이 아니라, 건강한 관계를 배울 기회를 주어야 합니다.

이제 우리는 질문을 바꿔야 합니다.
"발달장애인의 연애와 결혼을 막아야 할까?"가 아니라,
"어떻게 하면 발달장애인이 사랑하고 살아갈 권리를 지켜줄 수 있을까?"
이 질문에 답할 수 있는 사회가 되는 것, 그것이 바로 우리가 함께 만들어가야 할 변화입니다.

1) 연애와 결혼 교육의 핵심 요소
감정과 관계 이해하기
교육 내용
- 나의 감정은 무엇인가요? (좋아함, 사랑, 호감 구별하기)
- 친구, 연인, 배우자의 차이
- 건강한 관계란 무엇인가? (존중, 배려, 대화)

교육 방법
- 사진, 그림을 보며 감정 표현 연습
- 역할극을 통해 친구와 연인의 차이 이해하기
- "이 상황에서 기분이 어떤가요?" 질문하고 답하기

중요한 메시지
- 연애는 자연스러운 감정이지만, 상대방의 동의가 중요함
- 감정을 표현하는 방법을 배우면 관계가 좋아짐

연애 시작하기 : 관계 맺기와 대화법
교육 내용
- 좋아하는 사람이 생겼을 때 어떻게 표현할까?
- 관심 있는 사람에게 다가가는 방법
- 상대방의 감정을 존중하는 대화법

교육 방법
- 예시 문장 연습("나는 너를 좋아해. 너는 어떻게 생각해?")
- 거절을 받아들이는 연습("괜찮아. 우리는 친구로 지낼 수 있어.")
- 데이트 예절 배우기(옷차림, 식사 매너, 대화 주제)

중요한 메시지
- 연애는 서로의 감정을 존중해야 건강한 관계가 됨
- 상대방의 거절을 받아들이는 것도 중요한 연애 스킬

건강한 연애와 위험한 관계 구별하기
교육 내용
- 건강한 연애 : 존중, 대화, 배려가 있는 관계
- 위험한 연애 : 강요, 폭력, 집착, 통제하는 관계
- 데이트 폭력과 가스라이팅 예방

교육 방법
- "이 관계는 건강할까?" 그림 보고 토론하기
- 상대방이 나를 존중하지 않을 때 대처하는 방법 연습
- "이런 행동은 괜찮을까?" OX 퀴즈 진행

중요한 메시지
- 사랑한다면 상대방을 존중해야 함
- 폭력적인 관계는 사랑이 아니라 통제이며, 도움을 요청할 수 있음

연애에서 성(性)과 스킨십 다루기
교육 내용
- 연애에서 스킨십은 어떻게 진행될까?
- 키스, 포옹, 성관계에 대한 동의 개념
- 원하지 않을 때 거절하는 방법

교육 방법
- 연애 중 스킨십이 발생할 수 있는 상황 그림 보고 이야기 나누기
- "이럴 때 나는 어떻게 할까?" 자기 생각 말해보기
- 동의 연습하기("이런 스킨십이 좋나요? 아니요?")

중요한 메시지
- 스킨십은 반드시 동의가 필요함
- "싫어요"라고 말할 수 있고, 상대방의 "싫어요"도 존중해야 함

결혼의 의미와 현실적인 준비
교육 내용
- 결혼이란 무엇인가(서로의 책임과 의무)?
- 결혼 생활의 현실적인 부분(돈, 집, 가사 분담)
- 결혼 전에 고려해야 할 것들(경제적 준비, 가족 동의 등)

교육 방법
- 실제 결혼 생활 모습 그림 보고 이야기 나누기
- 부부 역할과 책임을 나누는 활동
- "내가 결혼을 한다면?" 시나리오 써보기

중요한 메시지
- 결혼은 단순한 사랑이 아니라 책임과 현실적인 준비가 필요함
- 서로 존중하는 관계가 행복한 결혼 생활의 핵심임

2) 연애와 결혼 교육 진행 시 고려할 점
쉬운 언어와 구체적인 예시 활용
"배려가 중요해요." → "상대방이 아플 때 도와줄 수 있어요."

시각 자료와 실습 활용
그림, 사진, 역할극을 적극 활용
실제 결혼한 장애인 부부 사례 소개

개인의 경험과 감정을 존중하기
"너는 어떻게 생각해?" 질문을 통해 개인 의견 존중

성교육과 병행하여 진행하기

연애와 성관계, 스킨십 교육을 함께 다루기

부모 및 보호자와 협력

부모 교육도 병행하여 연애와 결혼을 긍정적으로 받아들이도록 유도

결론

연애와 결혼은 발달장애인에게도 중요한 삶의 부분이며, 이를 위한 교육이 반드시 필요합니다. 단순히 감정적인 부분이 아니라, 건강한 관계 맺기, 동의와 존중, 현실적인 책임과 준비를 포함해야 합니다. 또한, 발달장애인의 이해 수준에 맞춰 실습과 참여형 활동을 중심으로 진행하는 것이 효과적입니다.

궁극적으로, 연애와 결혼 교육을 통해 발달장애인이 자신의 감정을 존중하고, 건강한 관계를 형성하며, 독립적인 삶을 준비할 수 있도록 돕는 것이 목표입니다.

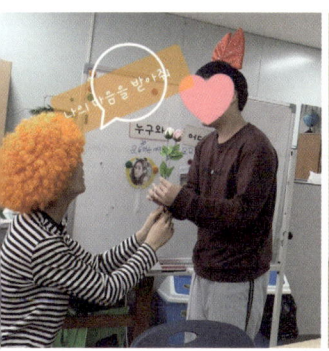
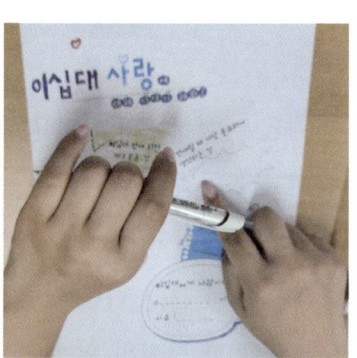
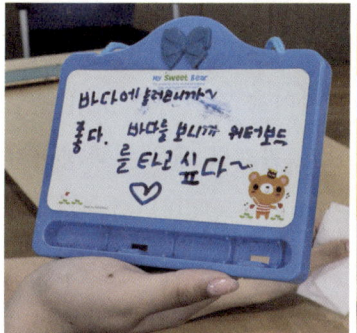
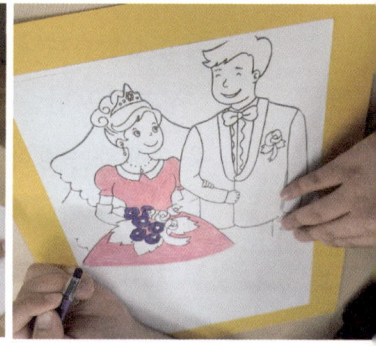

<연애와 꿈 나의 로망입니다. 경상북도여성장애인복지관 '우리들의 성장통'에서>

에필로그

진심으로 다가가는 성교육, 그리고 우리의 변화

이 책을 쓰는 동안 수많은 현장에서 만난 사람들의 얼굴이 떠오릅니다. 수업을 듣던 참가자들의 반짝이는 눈빛, 조심스럽게 고민을 털어놓던 부모님들, 그리고 성에 대한 두려움과 궁금증을 함께 나누며 성장해 가던 순간들. 나는 단순히 정보를 전달하는 강사가 아니라, 한 사람 한 사람의 삶에 스며드는 교육자가 되고 싶었습니다.

성교육은 단순히 지식을 가르치는 것이 아닙니다. 그것은 삶을 이해하는 방식이자, 관계를 배우는 과정이며, 나 자신을 존중하는 법을 익히는 일이기도 합니다. 그래서 나는 언제나 이론을 넘어서, 아이들이 직접 느끼고 경험할 수 있는 교육을 하고 싶었습니다. 아이들이 자신의 몸을 소중히 여기고, 건강한 관계를 맺는 방법을 배울 수 있도록, 그리고 무엇보다 자신의 감정과 욕구를 솔직하게 표현하는 것이 부끄러운 일이 아니라는 것을 깨닫기를 바랐습니다.

특히 발달장애가 있는 참가자들과 함께한 성교육은 내게 더 깊은 의미로 다가왔습니다. 우리가 당연하게 여기는 정보도 그

들에게는 생소하고, 세상을 바라보는 방식도 조금씩 달랐습니다. 하지만 성에 대한 관심과 고민, 사랑하고 싶은 마음과 존중받고 싶은 마음은 우리와 다르지 않았습니다. 그 참가자들이 성을 배운다는 이유로 불편한 시선을 받거나, 교육받을 기회조차 얻지 못하는 현실이 안타까웠습니다. 나는 그들에게도 '성'은 자연스럽고 소중한 것임을 알려주고 싶었습니다. 하지만 아직도 여전히 어렵습니다. 그래서 진심으로 다가가려고 노력하고 있고 이 글을 쓰고 있습니다.

 이 책을 집필하는 과정은 마치 예전의 추억들을 꺼내어 추억을 떠올리는 여행과도 같았습니다. 때로는 내가 가르치고 있다고 생각했지만, 오히려 교육 현장에서 더 많은 것을 배우고 깨닫곤 했습니다. 청소년들이 던지는 솔직한 질문 속에서, 부모님들의 고민 속에서, 그리고 나 자신이 가진 편견을 깨는 과정에서 나는 더 넓은 시각을 가지게 되었습니다.

 성교육은 특정한 시기에만 필요한 교육이 아닙니다. 우리는 태어나면서부터 성적 존재로 살아가고, 죽을 때까지 관계를 맺으며 살아갑니다. 그렇기에 성교육은 단순히 청소년기만을 위한 것이 아니라, 생애 전반에 걸쳐 지속되어야 합니다. 어린아이에게는 몸의 주인이 자기 자신임을 가르쳐야 하고, 사춘기를 겪는 청소년에게는 건강한 관계 맺기와 책임을, 성인이 된 이후에는 서로를 존중하는 성문화를 배울 기회가 주어져야 합니다. 그리고 모든 사람이 차별받지 않고 자신만의 성을 존중받을 수 있는 사회가 되어야 합니다.

이제, 나의 느리고 어설픈 발자국을 남기지만 성교육을 향한 나의 여정은 계속될 것입니다. 이 책을 읽은 누군가가 성을 바라보는 시각이 조금이라도 바뀌고, 더 건강한 관계를 맺는 데 도움이 된다면, 그걸로 충분합니다.

성교육은 단순한 지식이 아니라 삶을 바꾸는 힘이 있습니다. 그리고 그 변화는 우리 모두의 몫입니다. 이제 다시 이야기를 들으러 현장으로 갈 것입니다. 성에 대한 여러분의 생각은 무엇인가요? 어떤 성교육을 원하나요? 우리가 함께 만들어갈 성평등한 미래는 어떤 모습일까요? 이 질문들에 대한 답을 함께 찾아

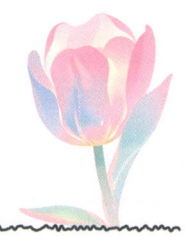

가길 바라며, 책을 덮는 이 순간에도 또 다른 시작을 꿈꿉니다.
진심으로 다가가는 성교육, 그 길 위에서 다시 만나기를 바라며.

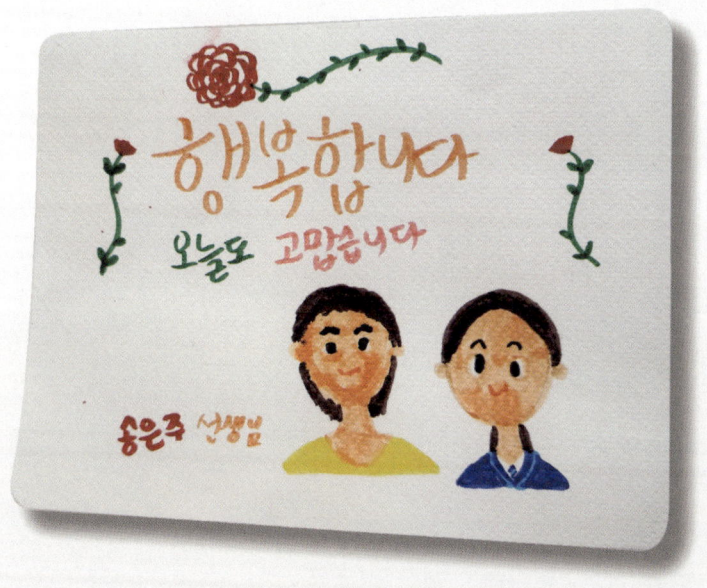

부록

활동지 1	자기소개(남)
활동지 2	자기소개(여)
	나를 표현하는 권리
	감정표현 표정 그리기
활동지 3	선물 같은 나
활동지 4	나의 탄생일지
활동지 5	가족 안에서 관계 알기
활동지 6	감정 알아가기
활동지 7	사춘기 탐험
활동지 8	장난과 폭력 구분 체크리스트
활동지 9	성폭력예방스타그램
활동지 10	우리의 디지털 약속

🔍 **활동지 1 자기소개(남)**

나를 알고 표현하는 것부터 시작해요!

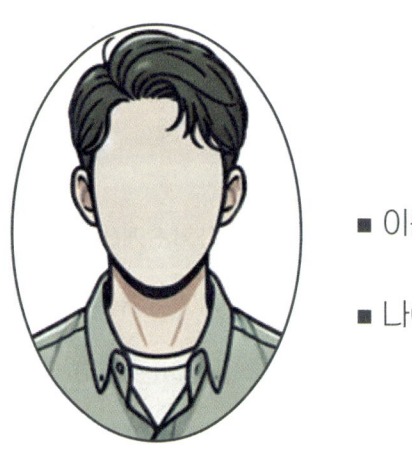

- 이름

- 나이

- 내가 가장 좋아하는 사람은?

- 내가 가장 좋아하는 음식은?

- 여가시간에 무엇을 많이 하나요?

- 내가 가장 잘 할 수 있는 것은?

- 무엇을 할 때 가장 행복하나요?

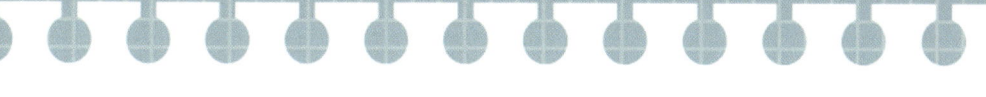

활동지 2 자기소개(여)

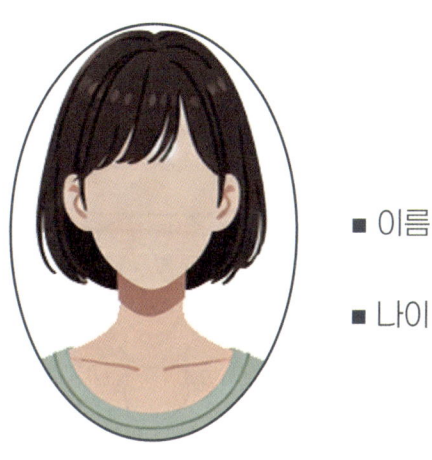

- 이름

- 나이

- 내가 가장 좋아하는 사람은?

- 내가 가장 좋아하는 음식은?

- 여가시간에 무엇을 많이 하나요?

- 내가 가장 잘 할 수 있는 것은?

- 무엇을 할 때 가장 행복하나요?

🔍 나를 표현하는 권리

멋진 나는 _____을(를) 잘해요!
_____ 씨는 _____을(를) 잘해요!

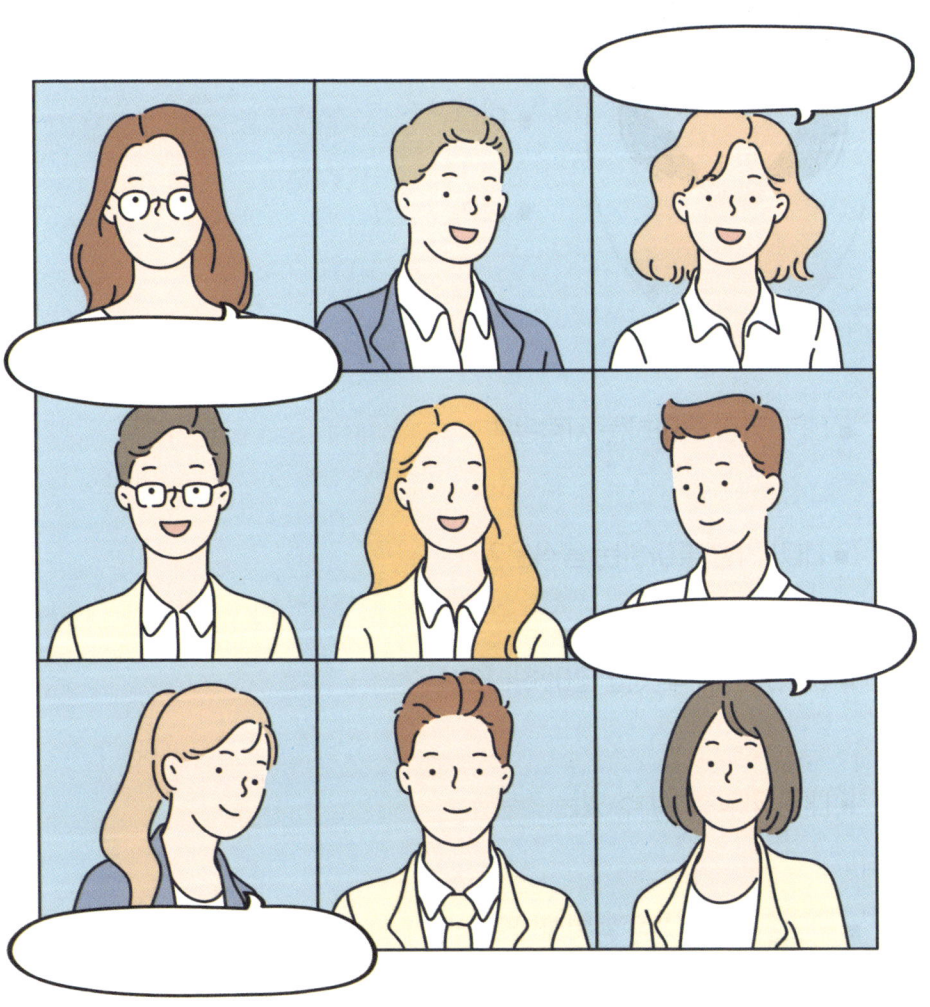

감정표현 표정 그리기

감정표현 말 중에서
3가지를 골라 표정을 그려보세요.

기분이 좋다, 행복하다,
즐겁다, 뿌듯하다, 기쁘다

속상하다, 슬프다,
짜증 난다, 화가 나다, 나쁘다

〈예시〉			
행복하다			

🔍 **활동지 3** 선물 같은 나

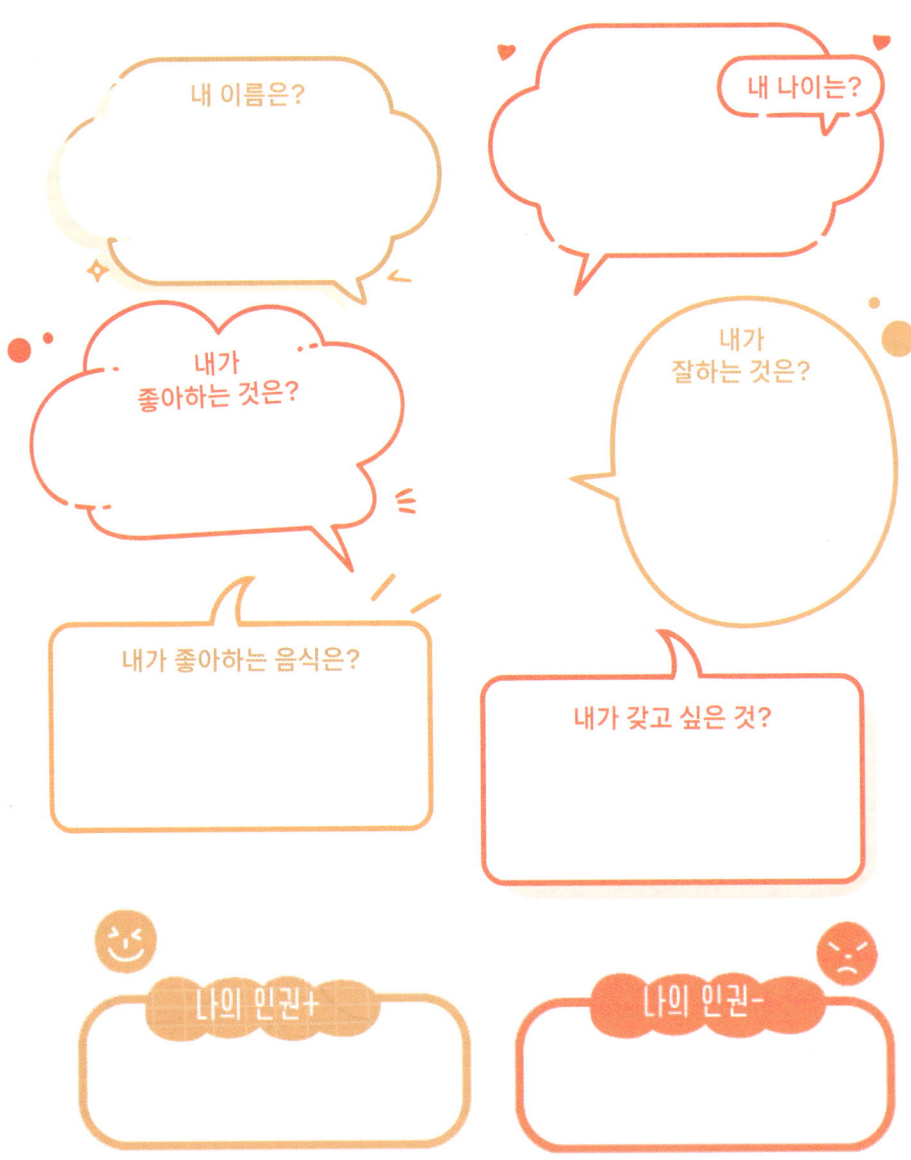

🔍 활동지 4 나의 탄생일지

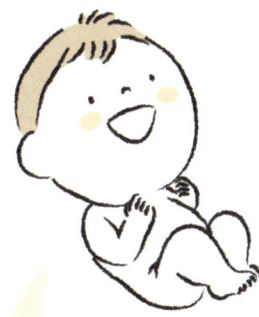

 이렇게 태어났어요!

- 태어난 날은?

- 태어날 때 몸무게는?

- 언제 처음 걸었나요?

- 처음에 했던 말은?

나는 열 달 동안 사랑을 받으며
엄마의 소중한 자궁 안에서 자랐고
가족들의 축하를 받으며
태어난 소중한 사람이에요!

감사편지

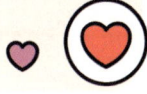

🔍 **활동지 5** 가족 안에서 관계 알기(집 그림, 가족 그림)

(그림예시)

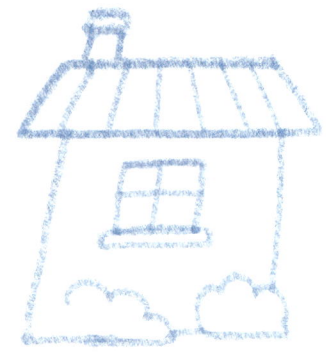

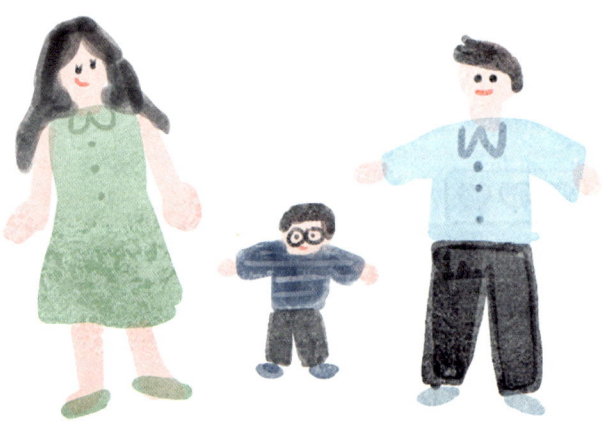

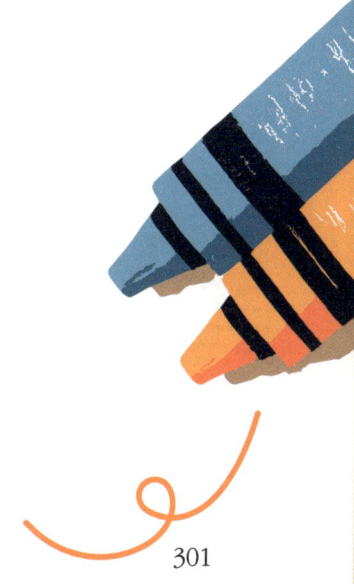

활동지 6 감정 알아가기 활동지

1. 나의 감정 이해하기

① 오늘 나는 어떤 감정을 느꼈나요?
   ( ) 기쁨 ( ) 슬픔 ( ) 화남 ( ) 두려움 ( ) 당황스러움 ( ) 걱정됨
   ( ) 외로움 ( ) 사랑 ( ) 실망 ( ) 신남 ( ) 좌절 ( ) 기타: _____

② 이 감정을 느끼게 된 상황을 적어보세요.
→ _____

③ 이 감정을 몸에서 어떻게 느꼈나요?
(예: 가슴이 두근거렸어요, 손이 떨렸어요, 기운이 났어요)
→ _____

2. 감정의 색깔 표현하기

① 각 감정을 색깔로 표현해 보세요.
   예) 기쁨은 노랑, 슬픔은 파랑, 화남은 빨강 등

② 아래 감정 카드에 색칠해 보세요.
   □ 기쁨 □ 슬픔 □ 화남 □ 두려움 □ 신남 □ 사랑

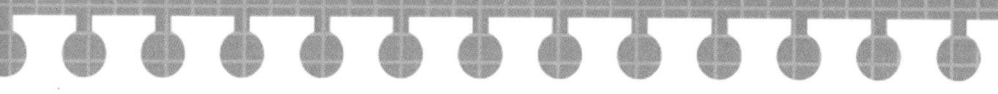

3. 감정을 건강하게 조절하기 활동지

① 감정이 강할 때 나는 어떻게 행동하나요?

　　1. 화가 나면 나는 ( )

　　2. 슬프면 나는 ( )

　　3. 신나면 나는 ( )

　　4. 불안할 때 나는 ( )

→ 내가 감정을 건강하게 조절하기 위해 할 수 있는 행동을 적어보세요.
예: 화가 날 때는 깊이 숨을 쉰다, 슬플 때는 좋아하는 음악을 듣는다

→ _____

② 몸과 마음을 건강하게 조절하는 방법

　　아래 방법 중 내가 해볼 수 있는 것을 골라보세요!

　　• 숨쉬기 연습 – 천천히 코로 들이마시고 입으로 내쉬기

　　• 마음 일기 쓰기 – 오늘의 감정을 글이나 그림으로 표현하기

　　• 운동하기 – 산책, 스트레칭, 댄스 등

　　• 감정 표현하기 – 친구나 가족에게 내 감정 말하기

　　• 나만의 힐링 활동 – 좋아하는 음악 듣기, 그림 그리기 등

③ 감정을 다스리는 나만의 방법

　　내가 감정을 건강하게 조절하는 나만의 방법을 적어보세요.

→ _____

활동지 7 사춘기 탐험 활동지

사춘기 탐험지도 지도서

도입	① 사춘기 탐험 지도 소개 – 목표 : 사춘기의 변화에 대해 긍정적으로 접근하는 자세를 형성 ▶ 진행 방법 : 강사가 '사춘기 탐험 지도'를 펼치며 프로그램의 전체 개요를 설명(강사가 질문함) • "사춘기란 무엇일까요?" • "사춘기가 시작되면서 내가 변했다고 느낀 점이 있나요?" • 강사가 참가자들의 반응을 듣고 "오늘 우리는 사춘기를 탐험하면서 몸과 마음의 변화를 이해하고, 긍정적으로 바라보는 방법을 배울 거예요."라고 안내

전개	② 감정 계곡 탐험 – 감정변화 이해하기
	– 목표 : 감정의 변화 이해 & 감정을 건강하게 표현하는 법 배우기
	▶ 진행 방법 :
	  감정 카드 활동 : 참가자들에게 감정 카드를 나눠줌
	  "이 중에서 요즘 내가 자주 느끼는 감정은?" 감정에 대해 이야기 나누기
	  감정변화 퀴즈 : 사춘기에 나타나는 감정적 변화를 설명하고, 참가자들이 경험을 공유
	• "사춘기 때 감정이 급격히 변하는 이유는 무엇일까요?" (호르몬 변화 설명)
	• "감정을 조절하는 좋은 방법에는 무엇이 있을까요?" 감정 코인을 받으며 정리
	③ 성장 산 정복 – 몸의 변화를 긍정적으로 바라보기
	– 목표 : 신체 변화에 대한 긍정적 인식 형성
	▶ 진행 방법 : 우리 몸의 변화 퀴즈 (O/X 퀴즈)
	  "사춘기가 되면 키가 자라는 것은 정상적인 변화이다." (O/X)
	  "모든 사람이 같은 속도로 성장한다." (X)
	  "사춘기 때 생기는 신체 변화는 모두 자연스러운 과정이다." (O)
	• 퀴즈 후, 각 변화(키 성장, 체형 변화, 목소리 변화 등)가 왜 생기는지 설명
	• 미래의 나 상상하기(개인 활동) "5년 후 나는 어떻게 변해 있을까?"
	• "나의 몸이 건강하게 성장하려면 무엇이 필요할까?"
	• 참가자들이 '미래의 나'에 대해 그림으로 표현 도전 코인을 받으며 정리

전개	④ 우정 다리 건너기 – 관계 속에서의 소통과 협력 – 목표 : 친구 및 가족과 긍정적으로 소통하는 법 배우기 ▶ 진행 방법 : 역할극 – "사춘기 친구와의 대화" 　"내 친구가 '나는 너무 뚱뚱한 것 같아'라고 고민을 말한다면, 어떻게 대답해 줄까?" • 부정적인 답변 vs 긍정적인 답변 비교 • "어떻게 하면 좋은 친구로서 소통할 수 있을까?" • 논의 협력 게임 – "우정의 다리 만들기" • 두 명씩 짝을 지어 종이컵을 이용해 다리를 만들기 • 협력하며 문제를 해결하는 경험을 통해 관계 속 소통의 중요성 체험. 소통. 코인 받고 정리 ⑤ 자아 발견 숲 탐험 – 개성과 자아 탐색 – 목표 : 자신의 개성을 긍정적으로 인식하고 존중하는 태도 형성 ▶ 진행 방법 : 나만의 강점 찾기 활동 　"나는 어떤 점이 특별할까?" • 참가자들이 자신의 개성을 3가지 이상 적어봄. 조별로 돌아가면서 발표 & 서로 칭찬
마무리	• 나의 사춘기 탐험 선언문 작성 • "나는 사춘기를 건강하고 긍정적으로 보내기 위해 다음과 같은 다짐을 한다." • 참가자들이 선언문을 작성하고 발표, 개성 코인 제공 & 마무리

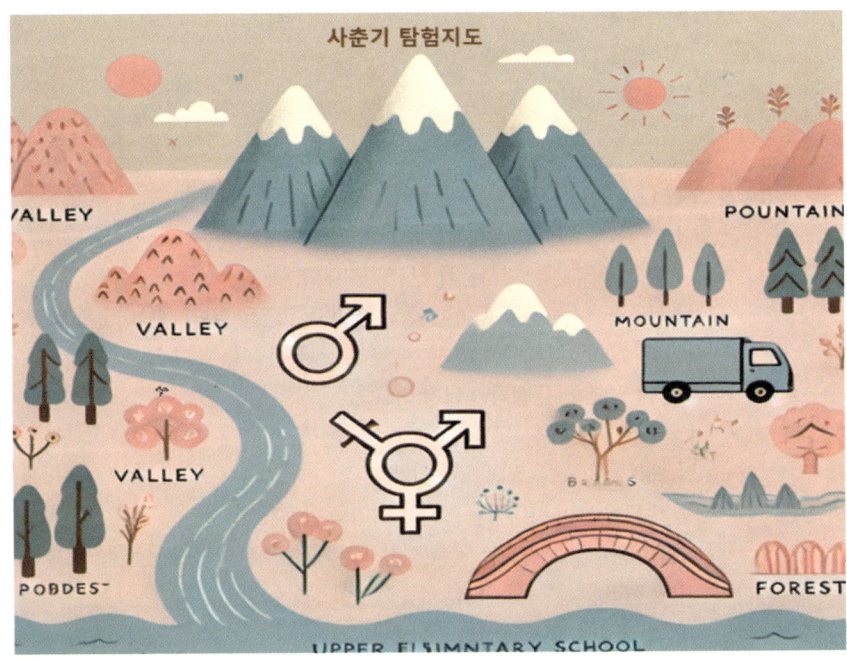

<탐정지도>

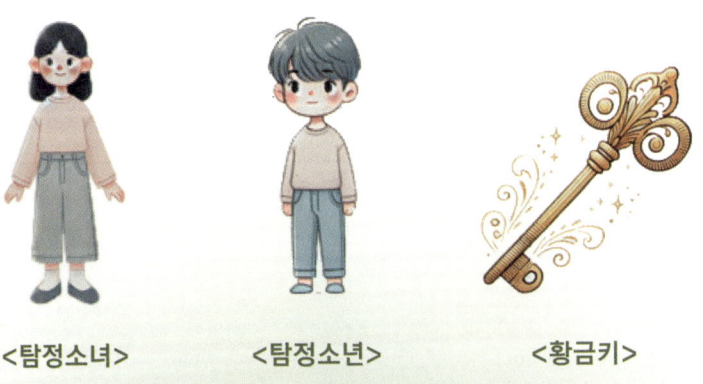

<탐정소녀>　　　<탐정소년>　　　<황금키>

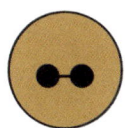 감정 계곡 : 이해, 공감, 위로, 표현, 용기

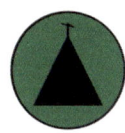 성장 산 : 도전, 인내, 성취, 자신감, 책임감

 우정 다리 : 신뢰, 배려, 협력, 소통, 존중

 자아발견 숲 : 개성, 가능성, 자유, 성장, 만족

사춘기 선언문

1. 나는 나의 변화를 긍정적으로 받아들이겠습니다.
2. 나는 내 감정을 소중히 여기겠습니다.
3. 나는 성에 대한 호기심을 자연스럽게 받아들이겠습니다.
4. 나는 다른 사람과도 좋은 관계를 만들어 가겠습니다.
5. 나는 도전을 두려워하지 않고 성장하겠습니다.

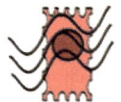

To. 나에게

내가

☐☐☐☐☐

🔍 **활동지 8** 장난과 폭력 구분 체크리스트

장난과 폭력 구분 체크리스트 아래 상황을 읽고, 장난인지 폭력인지 생각해 보세요. 각 항목에 대해 O(예) 또는 X(아니요)를 표시한 후, 마지막 질문에 대한 답을 적어보세요.

1. 장난인가요, 폭력인가요?

	장난	폭력	그렇게 생각한 이유
별명 부르며 놀리기			
장난이라고 툭툭 치기			
동의 없이 스마트폰으로 사진 찍어 친구들에게 보여주거나 인터넷에 올리기			
음란물을 보여주거나 성행동 흉내 내기			
같이 가자고 뒤에서 잡아당기기			

아래 상황에서 상대방이 즐겁게 받아들일까요?

2. 피해자의 감정 이해하기

- "이런 행동을 당하면 기분이 어떨까요?" (복수 선택 가능)
  [ ] 슬프다 [ ] 화가 난다 [ ] 무섭다 [ ] 당황스럽다 [ ] 괜찮다

- "이 행동이 반복되면 어떤 영향을 미칠까요?"
  [ ] 친구와 멀어진다.   [ ] 자존감이 낮아진다.
  [ ] 학교에 가기 싫어진다. [ ] 그냥 장난이니까 괜찮다.

3. 내 행동 돌아보기

- "나는 장난을 칠 때 상대방의 기분을 고려했나요?"
  [ ] 항상 그렇다. [ ] 가끔 그렇다. [ ] 별로 신경 쓰지 않는다.
- "혹시 내가 재미있다고 생각한 행동이 상대에게 폭력이 된 적이 있었나요?"
  [ ] 그런 적이 있다. [ ] 잘 모르겠다. [ ] 그런 적이 없다.
- "앞으로 장난을 칠 때 주의해야 할 점은 무엇일까요?"

▶ 자유롭게 적어보세요

◎ 활동 정리

장난은 모두가 즐겁게 받아들일 때만 장난입니다.
상대가 싫어하거나 다치는 순간, 그것은 폭력이 될 수 있습니다.
"내가 즐거운 것"이 아니라 "상대도 즐거운가?"를 항상 생각해봅시다.

활동지 9 성폭력예방스타그램
(디지털성폭력예방스타그램)

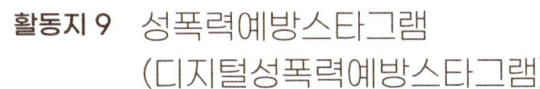

성폭력예방스타그램

#성폭력예방 #해시태그 #작성하기

🔍 활동지 10   우리의 디지털 약속

이름 : ＿＿＿＿＿＿＿

- ☑ 서로를 존중해요.
- ☑ 가짜 정보를 조심해요.
- ☑ 나쁜 말을 하지 않아요.
- ☑ 개인정보를 소중히 여겨요.
- ☑ 도움이 필요하면 말해요.

디지털 에티켓

사이버 공간에서는 친한 친구라 하더라도 나의 개인정보를 보내지 않는다.	다른 사람에게 개인 정보나 신상을 공개하는 내용은 보내거나 전달하지 않는다.	타인이 나오는 영상물이나 이미지를 허락 없이 게시하거나 유포하지 않는다.